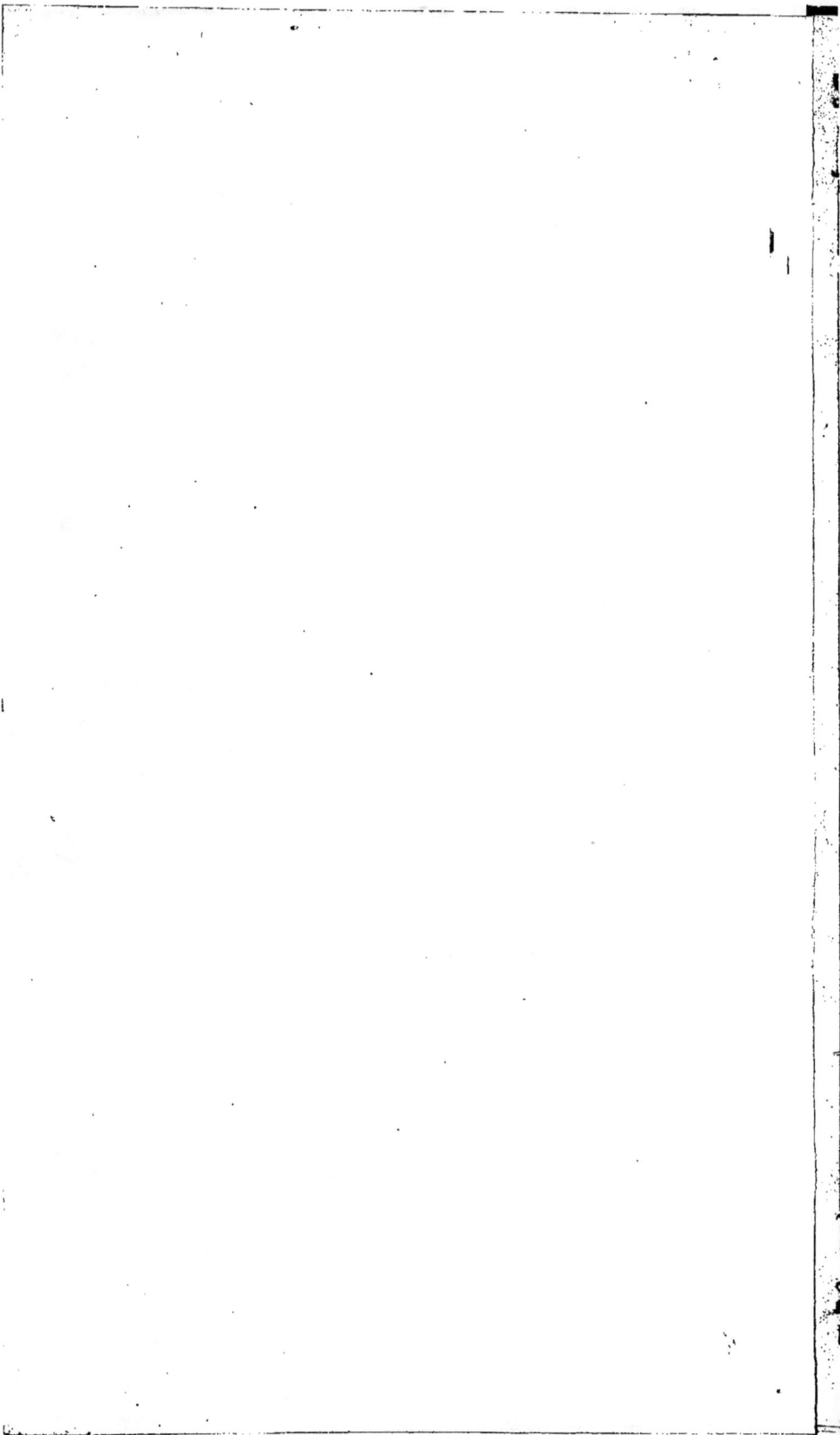

COUP D'ŒIL

SUR LA

VALEUR RESPECTIVE DES DOCTRINES MÉDICALES

QUI SE DISPUTENT LA CONFIANCE PUBLIQUE

POUVANT SERVIR DE GUIDE AUX GENS DU MONDE DANS LE CHOIX A FAIRE
ENTRE LA NOUVELLE ET L'ANCIENNE ÉCOLE

C'EST-A-DIRE ENTRE

L'ALLOPATHIE & L'HOMŒOPATHIE

PAR

M. CATALA, M.-H.

Prix : Un franc, chez l'Auteur

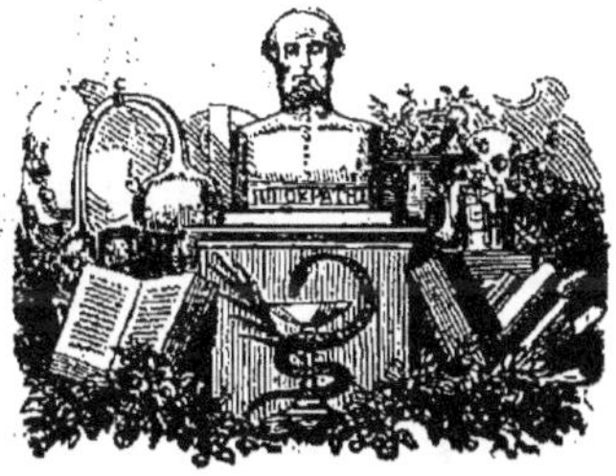

AGEN
IMPRIMERIE DE PROSPER NOUBEL

M. DCCC. LXI

[illegible]

[illegible]

[illegible]

[illegible]

[illegible]

[illegible]

[illegible]

COUP D'ŒIL

SUR

LA VALEUR RESPECTIVE DES DOCTRINES MÉDICALES

QUI SE DISPUTENT LA CONFIANCE PUBLIQUE, ETC.

COUP D'ŒIL

SUR LA

VALEUR RESPECTIVE DES DOCTRINES MÉDICALES

QUI SE DISPUTENT LA CONFIANCE PUBLIQUE

POUVANT SERVIR DE GUIDE AUX GENS DU MONDE DANS LE CHOIX A FAIRE
ENTRE LA NOUVELLE ET L'ANCIENNE ÉCOLE

C'EST-A-DIRE ENTRE

L'ALLOPATHIE & L'HOMŒOPATHIE

PAR

M. CATALA, M.-H.

Prix : Un franc, chez l'Auteur

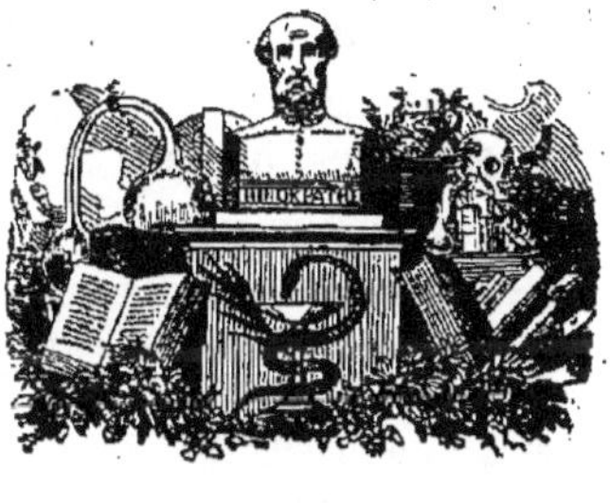

AGEN
IMPRIMERIE DE PROSPER NOUBEL

M. DCCC. LXI

Les premières études du jeune Hahnemann terminées, le docteur Muller se chargea des frais de ses études accadémiques qu'il fit rapidement et d'une manière brillante. Puis, se sentant entraîné vers la médecine, il partit pour l'Université de Leipsick (1775), n'emportant pour toutes ressources que ses illusions de vingt ans, et 20 ducats; c'est-à-dire un peu plus de 200 francs de notre monnaie; c'est-à-dire juste ce qu'il faut pour avoir le temps et le droit de respirer quelques jours l'air d'une nouvelle existence; c'est-à-dire pas même assez pour acheter les premiers fruits d'indépendance que tout étudiant se met sous la dent en arrivant dans une Faculté.

Hahnemann aurait pu dire, comme le philosophe de Priène, qu'il portait tous ses biens avec lui, car son bagage et toutes ses ressources consistaient à savoir : le grec, le latin, l'italien, le français et l'anglais. Voilà le champ qui lui fournit pendant deux ans son pain de chaque jour; il traduisait en allemand des ouvrages français et anglais; et ce travail, s'il ne le faisait pas vivre, l'empêchait du moins de mourir de faim.

Mais comment faire face tout à la fois aux exigences de la vie matérielle et à celle des études médicales? Hahnemann imagine alors d'enrichir le budget de ses minutes, en ajoutant au jour les heures de la nuit, il veille une nuit sur deux, et pour allonger ainsi sa vie et ses travaux, il emploie tous les moyens de lutte contre la fatigue et contre le sommeil.

« Ceux, dit un de ses biographes, qui en voyant fumer presque incessamment le vieux docteur, n'ont pu s'empêcher d'observer malicieusement qu'il proscrit l'usage du tabac, devront se rappeler que le pauvre étudiant, qui attendait du travail de la nuit son pain du lendemain, fut obligé de chercher, dans l'habitude de la pipe, un moyen de vaincre le sommeil pendant ses laborieuses veillées. »

Plût au ciel que tous les étudiants, en se retirant des Facultés, pussent se reprocher, comme Hahnemann, de n'avoir cultivé dans le jardin des distractions que la plante du tabac!

C'est pour son bien que la Providence refusa les richesses au jeune Samuel; faites-le riche, ce jeune homme de vingt ans, donnez-lui le pouvoir d'acheter tous les plaisirs, donnez-lui assez d'or pour noyer dans son torrent, sa vie, son temps et son intelligence, et répondez-moi ensuite de son avenir ! Que de grands hommes a formés la pauvreté ! Que de grands hommes ont étouffé les richesses !

De Leipsick il alla étudier à Vienne, puis à Leopoldstadt, où il se lia d'une étroite amitié avec le célèbre Quarin. Le 10 août 1779, il soutenait brillamment sa thèse inaugurale à la Faculté d'Erlangen et recevait le diplôme de docteur en médecine.

Ensuite *Hahnemann* habita successivement *Heltstadt*, Dessau, où il s'occupa tout spécialement de chimie et de minéralogie, puis la petite ville de *Gommern*, où il épousa, en 1785, la fille du pharmacien *Kuchler*.

Deux ans après son mariage, il se rendit à *Dresde;* là, comme partout, il fut remarqué par des hommes distingués, et particulièrement par le docteur Wagner, premier médecin de la ville, qui lui confia souvent, par intérim, les fonctions de médecin en chef des hôpitaux de Dresde.

De 1786 à 1792, nous voyons le futur réformateur publier une série d'opuscules, de traités ou d'articles de journaux qui fixent sur lui l'attention du public et des savants.

En 1791, l'Académie des sciences de Mayence et la Société économique de *Leipsick* l'appellent dans leur sein.

Cette même année, Hahnemann quittait Dresde pour retourner à *Leipsick,* théâtre de ses premières études et de ses premières luttes contre la souffrance. Là, après une pratique de dix années et au moment d'atteindre la fortune avec la renommée, il renonçait à l'exercice de la médecine parce qu'elle n'avait plus sa foi.

Cette résolution brisait son avenir et réduisait à la pauvreté sa nombreuse famille. Mais les scrupules et les délicatesses de sa conscience lui commandaient de sacrifier sa tendresse de père à son devoir de médecin ; il n'hésita pas.

Voici comment il raconte lui-même à l'illustre Hufeland, son ami, les perplexités de son âme :

« C'était, dit-il, un supplice pour moi de marcher toujours dans l'obscurité, avec nos livres, lorsque j'avais à traiter des maladies, et de prescrire, d'après telle hypothèse sur les maladies, des choses qui ne devaient qu'à l'arbitraire leur place dans la matière médicale, je me faisais un cas de conscience de traiter les états morbides inconnus de mes frères souffrants, par des médicaments inconnus qui, en leur qualité de substances très-actives, peuvent si facilement (quand ils n'ont pas le cachet d'une rigoureuse appropriation que le médecin ne saurait leur donner, puisqu'on n'a pas encore examiné leurs effets propres) faire passer de la vie à la mort, ou produire des affections nouvelles et des maux chroniques, souvent plus difficiles à éloigner que ne l'était la maladie primitive ; devenir ainsi le meurtrier de mes frères était pour moi une idée si affreuse et si accablante, que je renonçai à la pratique pour ne plus m'exposer à nuire. »

La confiance de Hahnemann dans la médecine des écoles fut bien plus ébranlée encore quand il la vit impuissante à guérir ou à soulager ses enfants atteints de maladies dangereuses. Cependant sa détresse, dans ces circonstances, lui donnait la foi dans une thérapeutique future qu'il appelait de toutes ses aspirations religieuses

Hahnemann ne croit plus à la médecine. Il l'abandonne et quitte les sentiers de la pratique, et au milieu des flots de la science médicale, il plie sa voile et jette l'ancre pour demeurer stationnaire dans son incrédulité. En prenant cette détermination, il approcha, ce jour même, ses lèvres de la coupe des tribulations et prit sa place au triste banquet des prédestinés.

De ce jour, tout le bonheur le quitta, et les soucis, la misère et la pauvreté ne tardèrent pas à venir frapper à la porte de son foyer.

Hahnemann avait eu de Henriette *Kuchler* onze enfants, dont six vivent encore. C'est une famille nombreuse, bien trop nombreuse surtout pour qui n'est pas riche. Et maintenant quelle source va la désaltérer quand elle aura soif? quelle moisson va la nourrir quand elle aura faim?

Il paraît que le génie, serait-ce celui de Newton ou d'Archimède, ne sait pas faire de semblables calculs.

On dit que sa femme n'avait pas apporté en dot une grande dose de douceur de caractère ; on dit même qu'il ne fallait pas presser beaucoup son cœur pour en obtenir quelque goutte de fiel. Aussi, que d'angoisses ne dut pas souffrir le nouveau Socrate! Que de fois ne dut-il pas recevoir les averses de la colère de sa méchante Xantippe! Le père se remit au travail pour nourrir ses enfants et recommença son ancien métier de traducteur: c'est de ces pénibles occupations qu'il chercha tout à la fois à retirer le pain de ses enfants et la consolation de son esprit.

Ses enfants sont atteints de maladies graves, et il n'a aucune confiance dans la médecine des écoles. « Huit années de pratique « exercée avec la plus scrupuleuse attention, m'ont, dit-il, déjà « fait connaître le néant des méthodes curatives ordinaires. Je « ne sais que trop par ma triste expérience ce qu'on doit attendre « des préceptes des plus grands maîtres; cependant, peut-être est-« il dans la nature même de la médecine, comme l'ont déjà dit « plusieurs grands hommes, de ne pouvoir s'élever à un plus haut « degré de certitude. Blasphême! Idée honteuse!... Quoi! la sa-« gesse infinie de l'Esprit qui anime l'univers n'aurait pas pu « produire les moyens d'apaiser les souffrances causées par les « maladies auxquelles elle a cependant permis de venir affliger « les hommes!

« La souveraine bonté paternelle de celui que nul nom ne « pourrait désigner d'une manière digne de lui, qui pourvoit « largement aux besoins même des animalcules invisibles pour « nous, qui répand avec profusion la vie et le bien-être dans « toute la création, serait capable d'un acte tyrannique et n'au-« rait pas voulu que l'homme, fait à son image, pût trouver, dans « l'immensité des choses créées, des moyens propres à débarras-« ser ses frères de souffrances souvent pires que la mort elle-« même! Lui, le père de tout ce qui existe, verrait de sang-froid « le martyre auquel les maladies condamnent la plus chérie de « ses créatures, et il n'aurait pas permis au génie de l'homme, « qui cependant rend tout possible, de trouver une manière « facile et sûre d'envisager les maladies sous leur véritable point « de vue et d'interroger les médicaments pour arriver à savoir « dans quels cas chacun d'eux peut être utile pour fournir un « secours réel et assuré!

« Je renoncerais à tous les systèmes du monde plutôt que

« d'admettre un tel blasphème. Non, il y a un Dieu, un Dieu « bon, qui est la bonté et la sagesse même : il doit donc y avoir « aussi un moyen créé par lui d'envisager les maladies sous leur « véritable point de vue et de les guérir avec certitude ; un moyen « qui ne soit pas caché dans des abstractions sans fin et dans des « hypothèses dont l'imagination seule fait les frais.

« Mais pourquoi ce moyen n'a-t-il point été trouvé depuis vingt « ou vingt-cinq siècles qu'il y a des hommes qui se disent méde- « cins ? C'est parce qu'il était trop près de nous et trop facile ; « c'est parce qu'il ne fallait, pour y arriver, ni brillants so- « phismes, ni séduisantes hypothèses. Bien !... Je chercherai tout « près de moi où il doit être ce moyen auquel personne n'a « songé sans doute, parce qu'il était trop simple. Voici, ajoute- « t-il, de quelle manière je m'engagerai dans cette voie nou- « velle.

« Tu dois, pensais-je, observer la manière dont les médicaments « agissent sur le corps de l'homme, lorsqu'il se trouve dans l'as- « siette tranquille de la santé. Les changements qu'ils déterminent « alors n'ont pas lieu en vain et doivent certainement signifier « quelque chose ; car, sans cela, pourquoi s'opèreraient-ils ? Peut- « être est-ce la seule langue dans laquelle ils puissent exprimer à « l'observateur le but de leur existence. »

La vérité, comme on le voit, commençait à se faire jour dans l'esprit de Hahnemann, il tenait, dès ce moment, le fil qui devait le diriger sûrement dans le labyrinthe de ses explorations.

Cette idée, à la fois simple et profonde, d'observer l'action des médicaments sur un homme bien portant germait dans sa tête, lorsqu'un jour, où, traduisant la matière médicale de *Cullen*, il était arrivé au chapitre du quinquina, il fut frappé des opinions nombreuses et contradictoires au moyen desquelles on avait tenté d'expliquer les propriétés thérapeutiques de cette substance. « Tranchons le nœud, s'écria-t-il, j'essaierai le quinquina sur moi-même et j'en observerai les effets. »

Hahnemann prit pendant plusieurs jours, à jeun, de fortes doses de quinquina, et nota soigneusement les phénomènes morbides qui se manifestèrent dans son organisme. Quel ne fut pas son étonnement en remarquant que chaque jour, à la même heure, il était pris d'un accès de fièvre intermittente! Le quinquina donnait donc la fièvre qu'il guérissait! Ce fut un trait de lumière pour cet esprit généralisateur. En effet, si tous les médicaments, de même que le quinquina, produisaient sur l'homme bien portant les symptômes qu'ils guérissaient chez l'homme malade, le réformateur pouvait s'écrier avec Archimède : J'ai trouvé! j'ai trouvé la véritable loi de thérapeutique!

Le fait est donc bien clair, bien sûr, bien vrai, le quinquina ne jouit du pouvoir de guérir les fièvres que parce qu'il possède celui de les engendrer!

Oui, voilà un fait; mais d'un fait particulier à la généralisation d'un principe, il y a encore un abîme; un principe ne peut pas reposer sur quelque exception capricieuse; il faut pour sa proclamation un faisceau de faits évidents.

Cet abîme, Hahnemann va le franchir, l'élan est donné, le bond sera facile; il soumet donc au témoignage de l'expérimentation, sur des hommes sains, les médicaments les plus connus et le plus généralement employés, comme : le soufre, le mercure, la belladone, la noix vomique, etc., et toujours ce témoignage vient confirmer la vérité du premier fait.

Maintenant le génie ne doute plus, ses yeux se sont accoutumés au rayon de la vérité; comme l'ancien législateur des Hébreux, Hahnemann a frappé sur le rocher de la médecine, et la source de la vraie doctrine a jailli.

Après avoir interrogé l'expérimentation sur l'homme sain, le futur réformateur devait interroger l'expérience sur l'homme malade, et c'est ce qu'il fit : il appliqua à des enfants et à d'autres personnes la théorie des semblables, et il eut le bonheur de les guérir. C'est de ce moment que Hahnemann leva l'ancre qu'il avait jetée autrefois sur les rochers de l'incrédulité, et s'embarqua sur le vaisseau de l'expérimentation pure, pour aller à la découverte de son nouveau monde médical.

A l'aide de l'expérimentation sur l'homme sain, il dessina la physionomie symptomatique de plusieurs médicaments; les uns totalement inconnus à la pratique, les autres employés seulement par les tâtonnements d'un aveugle empirisme.

Dans l'année 1800, une terrible épidémie de scarlatine, qui ravagea une grande partie de l'Allemagne, favorisa les découvertes partielles de Hahnemann. En expérimentant la belladone, il vit que ce médicament produisait des symptômes absolument semblables à cette maladie épidémique; il eut aussitôt l'idée de traiter celle-ci par la belladone et les résultats dépassèrent ses espérances; une espèce d'intuition lui conseilla ensuite de donner à plusieurs personnes ce remède à titre de préservatif du fléau, et il fut heureux encore de constater, par l'expérience, que toutes ces personnes avaient été respectées par l'invasion épidémique; il acquit par là la certitude que la belladone est le préservatif de la scarlatine, au même titre que le virus-vaccin est le préservatif de la variole. Les médecins allopathes, malgré tout leur dédain pour la doctrine homœopathique, n'ont pas manqué de s'emparer de cette découverte, et de la mettre à profit.

Lorsque Hahnemann voulut manier, pour la première fois, les leviers de la nouvelle machine qu'il allait mettre en marche sur les rails du progrès, il procéda avec la plus sage prudence. Dans ses premiers essais, il ne manqua pas de s'entourer de toutes les précautions les plus minutieuses. Ainsi, soit en donnant des remèdes à des hommes sains, soit en les administrant aux malades, il n'employa d'abord ces remèdes qu'à de bien petites doses, afin d'éviter de trop grands désordres physiologiques, ou de trop bruyantes aggravations pathologiques. Il n'employait donc que des doses faibles et tenues, comme celles dont se servent les allopathes, lorsqu'ils administrent les substances vénéneuses, comme l'arcide arsénieux, l'atropine, la morphine, la sctrychnine, et autres alcaloïdes dangereux.

Mais Hahnemann s'aperçut bien vite que, malgré cette précaution, les doses, le plus souvent, fatiguaient les malades et produisaient encore les aggravations trop violentes qu'il voulait éviter. C'est pourquoi il diminua de nouveau ces doses, et, de nouveau, obtint les mêmes perturbations vitales.

Il en vint alors, par la force de l'impulsion et de l'observation, à ne donner que des doses affaiblies, et c'est le besoin d'une exactitude rigoureuse dans l'appréciation des quantités qu'il voulait créer, qui lui suggéra l'idée de mélanger une goutte de *teinture-*

mère à l'alcool pour les substances solubles, et de soumettre les insolubles au procédé de la trituration. En un mot, il découvrit alors le mécanisme de la dynamisation des médicaments, en les faisant passer par les degrés infinis de la divisibilité de la matière.

Voilà de quelle manière Hahnemann découvrit les doses infinitésimales, les globules dont on rit sans les comprendre; il s'aperçut que les médicaments ne s'affaiblissaient en rien à mesure qu'ils s'éloignaient, par la division, de leur enveloppe matérielle; il s'aperçut qu'ils acquéraient, au contraire, des propriétés nouvelles; que, plus ces médicaments s'approchaient de la consistance des fluides, plus ils pénétraient l'intérieur de la sphère vitale : en effet, cela se comprend sans peine; car un médicament, introduit dans l'organisme sous forme massive, est éliminé par ce dernier, soit par les urines, la sueur, la salive et toutes les autres voies de sécrétion dont la nature dispose. D'après Starck, on a rencontré dans la sueur le sulfate de quinine, l'iode, l'iodure de potassium, le mercure, le soufre, l'ail, le safran, le cuivre, la rhubarbe, l'indigo, etc., etc., administrés dans un but thérapeutique; et quand il arrive que ces médicaments, employés par l'ancienne école, se trouvent fortuitement homœopathiques, ils guérissent après que la masse en a été éliminée, et que les derniers atomes ont été divisés et fluidifiés à la façon des dilutions homœopathiques, dans les engrenages de la circulation, et qu'il soit dit en passant, pour le lecteur, que le sang fait 2,800 tours, en vingt-quatre heures, chez l'homme, et que tout médicament absorbé par l'estomac ou par toute autre voie, est immédiatement porté dans le torrent circulatoire.

Sur quel enseignement repose donc la vérité des doses infinitésimales? Sur l'expérienee et l'observation. Ce n'est pas Hahnemann qui a fait cette découverte : c'est l'expérience, c'est l'observation qui la lui ont révélée. Comment donc les incrédules peuvent-ils s'obstiner à nier un enseignement aussi solennel? Il n'y a qu'un aveugle-né capable de nier le soleil!

Aussitôt que Hahnemann eut divulgué la solution du grand problème médical, les persécutions éclatèrent de toutes parts, ses amis l'abandonnèrent; les médecins publièrent que la raison avait fait divorce avec son cerveau, et les pharmaciens, alarmés, allumèrent contre lui le feu de la plus ardente opposition, d'où la conséquence que Hahnemann ne pouvait s'en rapporter qu'à lui-même pour la préparation de ses médicaments ; il avait mille raisons pour se méfier des offres qui auraient pu lui être faites par l'un d'eux, il avait mille raisons pour repousser le baiser de Judas, qui l'aurait vendu pour moins de douze deniers.

Supposez, en effet, que Hahnemann eût confié ses préparations à l'un de ces pharmaciens, qu'en serait-il résulté ? Celui-ci n'aurait distribué que des mensonges étiquetés. Toutes les voix de l'intérêt étouffant la voix de la conscience, le malade aurait été trompé, et tout ce commerce honteux n'aurait été qu'un vol multiple, légalement abrité sous une fausse étiquette.

La rage de l'opposition poursuivant Hahnemann força ce grand génie à errer de ville en ville jusqu'en 1811, époque où il reparut à Leipsick pour la troisième fois.

Dans ses heures de tribulations, son esprit ne s'était jamais donné au découragement. Jamais il n'avait perdu de vue un seul instant le but qu'il devait atteindre. En 1810, l'édifice que le temps doit conserver, au lieu de le détruire, avait surgi sur ses fondements solides, défiant tous les vieux édifices des anciennes doctrines. Au bout de quatre ans de veilles et d'expériences, il publia la première édition de l'exposition de sa méthode, sous le titre d'*Organon de la médecine rationnelle*.

Ici, je m'adresse aux ennemis sérieux de l'homœopathie, et je me contente de leur dire : Ouvrez ce livre, lisez, méditez profondément les vérités qu'il renferme, et vous verrez ensuite si votre hostilité sera toujours aussi obstinée et aussi menaçante.

On raconte que le célèbre Boërhaave avait ordonné, dans son testament, que l'on brûlât tous ses écrits, à l'exception d'un livre doré sur tranches, et soigneusement renfermé dans son secrétaire. A la mort du professeur, grand fut l'empressement de la curiosité à briser les sceaux qui protégeaient le vénérable *in-folio* : le livre sacré ne contenait que des pages blanches ! la première seule portait ces mots : « *Conservez-vous la tête fraîche, les pieds chauds, le ventre libre, et moquez-vous des médecins.* »

Réservez donc, qui que vous soyez, réservez vos sourires et vos quolibets pour la première page du livre de Boërhaave ; rougissez même si vous êtes médecin, et gardez le voile que cette satire vous jette sur la face, jusqu'à ce que votre conscience vous amène à fouiller dans l'*Organon de la médecine rationnelle*, où vous trouverez la vérité. Profitez de ce fait qui est bien capable de vous instruire par la loi des contrastes.

L'*Organon* de Hahnemann a eu déjà cinq éditions allemandes, et quatre françaises ; il a été traduit dans toutes les langues du monde civilisé ; il n'est plus au pouvoir de quelque Erostrate orgueilleux de brûler ce plus beau monument des sciences médicales.

Lorsque, pour la troisième fois, Hahnemann revint à Leipsick, ce n'était ni le pauvre étudiant, ni le jeune docteur, c'était le *Maître*, le grand chef d'une doctrine immortelle, le grand réformateur des vieilles traditions médicales ; c'était le génie créateur du véritable code thérapeutique.

Hahnemann a encore engendré d'autres ouvrages qui ne périront jamais. Il serait trop long de les énumérer, et surtout de vouloir en donner une idée par la plus courte analyse. Faisons seulement mention de son *Traité des maladies chroniques* et de sa *Matière médicale pure ;* ce dernier ouvrage, qui a eu déjà plusieurs éditions, est l'œuvre la plus gigantesque qu'il soit donné à une vie d'homme de réaliser : il est composé de six volumes, et renferme environ quatre-vingt mille observations de symptômes variés à l'infini, et pouvant fournir les tableaux les plus parfaits de maladies correspondantes.

Ajoutez à tous ces matériaux les nouvelles pierres que les disciples ont apportées à cet édifice ; et vous pourrez vous former une idée de la richesse de notre matière médicale ; richesse qui ressortira de toute la force du contraste, si vous la comparez à la matière médicale ancienne, qui peut être contenue, — satire à part, — dans la première page du mystérieux in-folio de Boërhaave.

Jusqu'en 1820, Hahnemann parcourut, sans découragement, la voie de sa triste destinée ; les flots de l'opposition montaient toujours avec les flots de ses succès ; mais toujours tranquille et ferme contre le vent de la persécution, il se contentait de fuir, et allait ainsi de ville en ville recueillir de nouveaux mépris.

On rapporte que le prince des philosophes, Aristote, en butte, après la mort d'Alexandre, aux attaques et à la calomnie de ses envieux, se vit accusé d'impiété, et sortit d'Athènes sans attendre son jugement, afin d'épargner aux Athéniens, déjà coupables de la condamnation de Socrate, un nouvel attentat contre la philosophie. Que de fois Hahnemann, en abandonnant les cités qui le couvrirent d'injures, n'a-t-il pas imité la sage conduite du célèbre philosophe grec, et épargné à ses ennemis un nouvel attentat contre la plus pure apparition de la vérité?

Au milieu de l'opposition la plus générale et la plus capricieuse, il y a cependant toujours quelque esprit d'élite qui a l'instinct de ne pas fermer les yeux à la lumière du progrès. Depuis quelque temps, le duc Ferdinand offrait à Anhalt-Kœthen un asile au novateur persécuté. Fatigué de tant de tribulations, Hahnemann finit par accepter la haute protection du duc, pour se mettre à l'abri des injures et trouver enfin un peu de repos et de liberté.

Mais, hélas! les hommes sont partout mauvais, et il est écrit qu'en parcourant le monde, la vérité ne peut souvent trouver un coin de terre pour reposer sa tête.

Dans cette petite ville, l'orage fut bien plus violent, la calomnie bien plus turbulente, et le feu de la critique attisé avec bien plus de fureur. Malgré la protection du duc, malgré la protection de la loi, la jalousie n'en continua pas moins de dresser ses embûches; rien ne fut capable d'opposer une barrière à la rage de l'opposition. Ici, ce ne fut pas seulement une lutte à soutenir contre l'animosité des médecins et des pharmaciens; tous les éléments de la haine se déchaînèrent contre le réformateur. La populace finit par s'en mêler, et aux railleries, aux insultes, aux injures les plus grossières, le peuple ajouta le désordre le plus scandaleux; on en vint même jusqu'à assaillir la demeure du novateur, et à briser les vitres à coups de pierres.

Cette fois, le chagrin comprima le cœur de Hahnemann, et un tel dégoût s'empara de son esprit, qu'il forma la résolution de ne plus paraître en public. Sa maison devint le réduit solitaire dans lequel il vécut pendant quinze ans, toujours méditant les vérités de la science, comme les anciens anachorètes de la Thébaïde, toujours méditant les vérités de Dieu.

Le chagrin et le dégoût avaient pu saisir un moment le cœur et l'esprit de notre maître, mais jamais le découragement ne put avoir prise sur son âme, son âme était de trop forte trempe pour se laisser jamais entamer par la dent du malheur.

Il ne répondit jamais aux injures personnelles, son âme était trop haute pour qu'elles pussent l'atteindre; il négligea toujours les railleries, les libelles et les sarcasmes des journaux; le vent de la calomnie ne fut jamais capable de rider un moment la surface de son indifférence.

Lorsque ses amis se plaignaient du peu de soin qu'il prenait de sa réputation : « *Ne suis-je pas*, leur disait-il, *le même* « *homme que vous avez connu autrefois?* Alors on m'encen- « çait, aujourd'hui, on m'injurie; pourquoi serais-je plus sen- « sible à d'injustes reproches, que je ne l'ai été à des louanges « méritées?

« Le vrai sage foule joyeusement aux pieds les préjugés nuisi- « bles, afin de faire place à la vérité éternelle, qui n'a pas besoin « de la rouille du temps, des attraits de la nouveauté ou de la « mode, et des déclamations de l'esprit de système; pour obte- « nir sanction, il fallait que quelqu'un ouvrît la lice, et je l'ai « fait. La voie est frayée aujourd'hui, tous les hommes de con- « science peuvent la suivre.

« Réfutez ces vérités, si vous le pouvez, en faisant connaître « une méthode curative plus efficace encore, plus sûre et plus « agréable que la mienne; ne la réfutez pas par des mots dont « nous n'avons que trop déjà; mais si l'expérience vous prouve, « comme à moi, que ma méthode est la meilleure, servez- « vous-en pour guérir, pour sauver vos semblables, et faites-en « honneur à Dieu. »

Voilà l'immense signification du silence de Hahnemann. Dans le sanctuaire du temple hypocratique, on voit la lutte de tous les systèmes. Paracelse veut détrôner Galien; l'humorisme étouffe le solidisme; la célèbre dichotomie de Brown est renversée par l'organicisme éphémère de Broussais, et ce fougueux chef d'école se convertit, à sa mort, à l'homœopathie, dont il ne rougit pas d'accepter les globules.

Voilà l'ondulation des systèmes ; les vagues se poursuivent, se couvrent puis disparaissent : c'est la loi absolue qui préside à la fluctuation des hypothèses et des théories.

C'est avec juste raison que Xavier de Maistre a dit : « Tout « écrivain qui se tient dans le cercle de la sévère logique ne « manque à personne, il n'y a qu'une seule vengeance honorable « à tirer de lui, c'est de raisonner mieux que lui. »

Hahnemann attendait donc, dans le calme et le silence, une doctrine nouvelle qui vînt obscurcir la sienne par sa vérité plus éclatante ; et cette doctrine n'a pas encore paru, et elle ne paraîtra jamais ; libre aux allopathes d'attendre depuis quatre mille ans, d'attendre encore, d'attendre toujours leur messie. Semblables à l'ancienne nation juive, qu'ils attendent ; pour nous nous n'attendons plus. Nous avons vu le messie de la véritable médecine, et nous sommes prêts à nous faire les martyrs de sa religion. Nous aurons nos temps de persécution, nous aurons nos Néron, nos Trajan, nos Dioclétien, mais nous aurons le triomphe de l'avenir.

Il ne faudrait pas croire, cependant, que l'illustre proscrit ne fût jamais visité, dans sa retraite, par les pèlerins de la souffrance et de la douleur. La vérité a une force expansive qui triomphe de l'opposition la plus obstinée ; Hahnemann vit bientôt, au contraire, affluer dans son modeste cabinet les maladies de toutes sortes, les maladies surtout abandonnées par l'impuissance de ses ennemis. Il se fit un bonheur de les accueillir, et quelques guérisons remarquables qu'il obtint sur les incurables furent les premières étincelles d'un vaste foyer qui ne tarda pas à rayonner dans toutes les contrées voisines. Sa clientelle devint immense, et, chose remarquable, c'est en guérissant plusieurs médecins de certaines affections, contre lesquelles les méthodes anciennes les avaient laissés sans secours, qu'il se fit les disciples les plus chauds et les plus éclairés. C'est ainsi qu'après leur guérison et leur conversion, les docteurs Necher, Acgidi et Pétersen devinrent les apôtres de l'homœopathie.

Vers cette époque, c'est-à-dire en 1827, Henriette Kuchler mourut, laissant à Hahnemann une nombreuse famille. Il faut dire, pour la réhabilitation de cette femme, que, bien longtemps avant sa mort, elle avait rendu la paix à son foyer domestique, et s'était enfin vouée au bonheur de l'homme qu'elle avait d'abord méconnu et tourmenté.

Pendant le veuvage de Hahnemann, une jeune personne de Paris, Mlle Mélanie d'Hervilly, se rendit à *Kœthen*, pour demander à la nouvelle doctrine la guérison d'une maladie que les médecins avaient déclarée incurable. L'homœopathie la guérit; cette jeune personne, d'une famille très-distinguée, d'un talent remarquable sur la peinture, possédant plusieurs langues, et surtout une grande fortune, voulut épouser Hahnemann, alors âgé de soixante-dix-neuf ans. Le mariage se fit le 18 janvier 1835; et, par pure reconnaissance, cette sublime marâtre donna toute sa fortune aux enfants de son époux : ce mariage ouvre la dernière période de la vie de notre illustre maître.

A l'instigation de sa jeune épouse, il quitta l'Allemagne et choisit la France pour dernière patrie. Le 25 juin 1835, Hahnemann arriva à Paris, dernier terme de ses pénibles et trop nombreuses pérégrinations.

Réfléchissez ici, un instant, sur la bizarrerie des circonstances, sur le caprice du caractère du peuple, et sur la folie de la destinée. En apprenant que l'illustre proscrit va quitter sa retraite, à quoi vous attendez-vous de la part des habitants de Kœthen? Admirez ici toute la force, toute l'expansion de la vérité! La foule s'émeut, se rassemble, et veut le retenir par la force; il y a quinze ans, c'était la rage de l'opposition, aujourd'hui c'est la fureur de l'enthousiasme; il y a quinze ans, c'étaient les flots de la jalousie pour submerger le novateur, aujourd'hui ce sont les flots de l'admiration et de la reconnaissance pour retenir et enchaîner le bienfaiteur.

Étrange caprice des choses humaines! Hahnemann est obligé de partir de nuit, pour se dérober aux instances d'une populace qui, autrefois, voulait le lapider; pour se dérober aux sollicitations de ses concitoyens, qui, autrefois, se seraient disputés l'honneur de fournir les clous et le marteau pour le crucifier.

En arrivant à Paris, Hahnemann trouva quelques disciples qui déjà pratiquaient sa doctrine. Mais hélas! ils étaient encore bien faibles et bien inconnus. Le premier soin du maître fut de demander l'autorisation d'exercer la médecine, autorisation qui lui fut accordée. Hahnemann demanda encore l'autorisation de soumettre sa doctrine à des épreuves publiques et légales, mais cette autorisation lui fut refusée, et cela n'a rien d'étonnant.

Hahnemann et ses disciples ont demandé et demandent encore leur place au soleil de l'enseignement officiel, et cette place leur a été et leur est refusée; c'est tout simple; voici comment :

Qui doit-on consulter dans cette affaire? les médecins, les professeurs déjà installés dans leur chaire. C'est clair, car on ne peut pas s'adresser à un conseil d'avocats pour juger d'une doctrine médicale. Or, tous ces professeurs sont intéressés à ce que l'homœopathie n'arrive pas à l'enseignement; c'est encore bien clair, personne n'est disposé à voter pour son propre détrônement. Comme on le voit, dans ce jugement porté à *huis-clos*, l'école officielle est juge et partie, ce qui est contre toutes les lois possibles; ainsi donc, de ce que l'école régnante repousse l'homœopathie, cela ne prouve rien contre cette doctrine médicale; cela prouve tout simplement que l'intérêt personnel a toujours prévalu sur celui de la science et de l'humanité, quand on laisse juge d'une découverte scientifique ceux dont les intérêts sont froissés par cette découverte.

Un exemple fera mieux comprendre ce raisonnement : supposez donc que, lorsqu'il a été question d'introduire les chemins de fer en France, on eût dit aux maîtres de poste, aux actionnaires des messageries et entrepreneurs de diligences, de se réunir tous en conseil, et de décider pour ou contre les voies ferrées; vous devinez bien aussitôt leur jugement : ils auraient repoussé les locomotives pour le maintien de leurs gothiques diligences. C'est évident.

Or, dans la question de l'homœopathie, voulez-vous que les anciens professeurs soient plus imbéciles que ces maîtres de postes? Patience!... cela viendra.

Lorsque saint Paul arriva à Éphèse, il opéra par son zèle et ses discours, un grand nombre de conversions. Or, dans cette ville, il y avait un temple fameux, dédié au culte de Diane; et les orfèvres fabriquaient de petites représentations de ce temple et de la statue de la déesse. Ces ouvrages en argent séduisaient le peuple superstitieux, qui était ainsi, depuis longtemps, la victime de la plus injuste exploitation. Mais à mesure que l'apôtre des nations ouvrait les yeux de ce pauvre peuple, le culte de la déesse diminuait, et la vente de l'effigie de son temple et de sa statue allait diminuant aussi avec la superstition. Ce que voyant, un certain Démétrius assembla tous les orfèvres de la ville, et leur dit : Mes chers collègues, vous le voyez, si nous laissons plus longtemps cet homme travailler la multitude, c'en est fait de notre industrie. L'avis parut juste et bon, le peuple fut ameuté contre l'apôtre; il le chercha alors pour l'exposer aux bêtes dans l'amphithéâtre, et saint Paul fut obligé de partir pour la Macédoine.

Tout cela a-t-il empêché la marche du christianisme? Ici je ne puis résister au désir de transcrire la lettre suivante dont la traduction est à peu près en ces termes : cette lettre inqualifiable fut écrite par l'Académie de médecine au Ministre, à propos de certaines prétentions fort justes des homœopathes, pour montrer l'ignorance complète de la docte assemblée, à l'endroit des doctrines homœopathiques, qu'elle n'hésitait pas, néanmoins, à condamner, et qu'elle déclarait mortes depuis longtemps. C'est le docteur Crosério qui a traduit cette lettre; la voici :

« Monsieur le Ministre, nous savons combien la médecine ho-
« mœopathique fait des prosélytes, en Allemagne, en Russie, en
« Italie, en Angleterre..... Nous voyons qu'elle se répand en
« France, au point de menacer notre docte assemblée, et que
« tous les jours des malades, traités en vain par nous et par nos
« disciples, ont été guéris par elle; cette doctrine, contraire à ce
« que nous ont enseigné nos anciens, est très-difficile et très-
« abstraite; et comme le seul moyen de la connaître et de nous
« convaincre de son mérite, serait de l'étudier et de l'expéri-
« menter dans des hôpitaux convenables, nous vous prions,
« Monsieur le Ministre, de nous refuser les moyens de nous

« éclairer; de la sorte, vous l'empêcherez de se répandre, ou, du « moins, vous retarderez sa propagation pendant la durée de « notre vie, et nous pourrons alors jouir tranquillement de nos « positions, sans être obligés de nous livrer à un travail pénible « qui n'est plus dans nos goûts. »

Après cette petite digression, je reprends l'histoire de la vie de Hahnemann.

Hahnemann réchauffa ses disciples de tout son zèle, et travailla, jusqu'à son dernier jour, afin de léguer la plus grande partie possible du trésor de la vérité. Malgré son grand âge, il conserva, jusqu'à sa dernière heure, toute l'intégrité de son intelligence; la mort ne fit que fermer son esprit, comme on ferme un livre après l'avoir lu.

Samuel Hahnemann est mort le 2 juillet 1843, à l'âge de 89 ans. L'homme et sa doctrine sont tombés dans la balance de la destinée! Quel sera l'avenir de l'homme? quel sera l'avenir de la doctrine?

« Je pars au moment où le spectacle va devenir intéressant, « disait Gay-Lussac à son lit de mort; *d'ici à quelques années,* « *le génie de l'homme aura renouvelé le monde. Que ne puis-je* « *prendre une contremarque, et, simple spectateur des choses,* « *vivre par curiosité.* »

Voilà ce que vous auriez pu dire, ô immortel Hahnemann! D'ici à quelques années, votre génie aura renouvelé le monde, et du haut des cieux, vous verrez l'irradiation de votre doctrine dans toutes les contrées de l'univers!

Hahnemann a sa statue. Parlerai-je maintenant de tous les traits que la critique a lancés contre elle? Je passe les plus puérils, et je m'arrête à quelques reproches qu'on lui a fait : on a reproché au chef de la nouvelle école, d'être d'un caractère dur, sévère et méchant; ceux qui ont connu sa vie intime, ceux qui ont connu surtout ses sentiments religieux, seraient profondément indignés d'une aussi basse calomnie.

Vous avez vu Hahnemann vivre, à une certaine époque, du travail de ses traductions. Eh bien! on a dit qu'à Paris il avait besoin d'un interprète et d'un secrétaire, pour comprendre ses consultants et transmettre ses consultations ; on s'est ingénié à mettre entre lui et les étrangers le rideau dont Aristote se voilait aux yeux de ses disciples les plus nouveaux. Oser porter une pareille accusation contre un homme qui avait traduit des ouvrages français! Cela ne se réfute pas.

On a prétendu encore que Hahnemann n'avait été appelé à Paris que par l'appât de l'or, et qu'en quittant l'Allemagne il s'était proposé d'écumer les bourses françaises. Si cela était, on pourrait lui reprocher de n'avoir pas réussi, puisque ses enfants ont été soutenus par la fortune de Mlle d'Hervilly. Hélas! non, Hahnemann n'a point laissé de richesses ; il n'a pas laissé à sa mort les sept millions de Dupuytren, pas même les quatre millions de Boërhaave, car il ne gagnait pas les cent mille francs de Chomel et de Ricord.

Enfin, la calomnie a inventé que notre illustre maître avait perdu l'esprit, et qu'il est mort dans un hospice d'aliénés. Le professeur Requin profitant peut-être de cette idée, a fait du novateur un tableau dans lequel il prodigue les couleurs les plus tranchantes. Il conclut, sans pudeur, que Hahnemann avait l'esprit faux ; qu'il n'a débité que des sophismes, des paralogismes et des paradoxes ; que son œuvre n'a abouti qu'à faire un grand scandale; enfin qu'il n'était qu'un charlatan, un orgueilleux, un fou!

M. Requin ne fait que prouver jusqu'où peut aller la passion d'une haute dignité se voyant menacée sur son trône par une puissance rivale :

Tantæne animis cœlestibus iræ.

Tant de rage entre-t-elle dans la dent d'un Requin? Notre doctrine n'a jamais été effrayée de cette rage qui a dû pousser l'école représentée par M. Requin ;

Le flot qui l'apporta recule épouvanté.

Hahnemann est mort, et voilà les traits que la calomnie se plaît à lancer contre sa statue! Mais tous ces traits retombent émoussés sur son piédestal.

Dois-je parler de ces écrits que vomit la jalousie contre notre doctrine? De temps en temps nous voyons naître et mourir ces libelles, semblables à une toile que fileraient des araignées autour d'un chêne. Laissons-les s'évanouir.... c'est l'affaire du souffle d'un petit vent. Nés de l'écume d'une vague, ils dureront autant que l'écume, et disparaîtront comme la vague.

Il est vraiment bon, vraiment heureux pour notre doctrine que nos ennemis lancent dans le monde de pareilles publications; ils se chargent ainsi eux-mêmes de prouver, à qui voudra le savoir, qu'ils ne comprennent pas ce qu'ils veulent juger. Que font-ils? Ils se font les échos de tout ce que l'ignorance ou la jalousie peuvent dire contre l'homœopathie.

Que devons-nous faire? Les laisser dormir? « Il n'y a rien de si dangereux » dit Lamartine, « que de raisonner avec des échos, car ils ne sont pas responsables de ce qu'ils disent. »

Eh! mon Dieu! si nous voulions aller au fond des choses, nous trouverions que tous les auteurs de ces libelles ne sont que de nouveaux Erostrates, voulant passer à la postérité en brûlant le temple d'Ephèse.

II

S'il n'avait été trop long et trop fastidieux, pour le lecteur, de citer les actes officiels de tous les pouvoirs de l'Europe en faveur de l'homœopathie, nous aurions démontré que partout existent des hôpitaux homœopathiques, des chaires et des enseignements hahnemaniens; que partout les statistiques officielles accusent, dans la mortalité un chiffre bien moindre dans les services homœopathiques; si, du reste, notre brochure était attaquée sur un point quelconque de son contenu, nous avons, Dieu merci, les mains pleines pour la défendre : nous nous bornerons seulement à dire qu'il existe soixante-dix-neuf médecins homœopathes, attachés à des institutions scientifiques officielles (Académies, Facultés, Hôpitaux, etc., etc.) qui défendent ou pratiquent l'homœopathie, et trente-deux attachés au service des princes et des souverains de divers pays.

Depuis bien longtemps déjà, l'homœopathie est représentée en Europe, on peut même dire dans l'univers entier; elle a partout aujourd'hui ses cliniques, ses hôpitaux, ses livres, ses journaux; l'opinion publique, enfin, est profondément remuée par ses cures nombreuses, incontestables, faites en plein soleil; les médecins de la vieille école, seuls, refusent de voir la lumière, et c'est d'eux qu'on peut dire, comme des idoles de l'Écriture, « qu'ils ont des yeux pour ne point voir, des pieds pour ne pas marcher, et des oreilles pour ne pas entendre; » mais qu'importe? Comme l'écrivait dernièrement le docteur Espanet, le flot majestueux de la vérité monte toujours, et bientôt il inondera les enceintes académiques, emportant dans ses eaux régénératrices, malgré leurs impuissants efforts, tous ces savants officiels, assis sur les chaises curules de leur science orgueilleuse et vaine !

L'allopathie, jugée par les allopathes, l'histoire de la médecine, depuis les temps les plus reculés jusqu'à nos jours, ne nous offre qu'une succession de systèmes opposés et contradictoires, qui se sont tour à tour disputés le sceptre de la vogue et de l'opinion. Nous allons mettre sous les yeux du lecteur les jugements portés par les professeurs et les médecins célèbres de toutes les époques sur la médecine officielle.

Ecoutons les allopathes dresser eux-mêmes leurs actes d'accusation :

Broussais, l'illustre professeur du Val-de-Grâce, disait : « Je conviens bien que la médecine a rendu à l'être souffrant le service de lui offrir des consolations, *en le berçant toujours d'un chimérique espoir;* mais il faut convenir qu'une pareille utilité est loin de la relever au milieu des autres sciences naturelles, puisqu'elle semble la placer sur la ligne de l'astrologie, de la superstition et de tous les genres de charlatanisme. Tant que les préceptes de la médecine ne produiront pas une immense majorité de médecins heureux dans la pratique et toujours d'accord entre eux sur les moyens à opposer aux maladies, on ne pourra pas dire que la médecine est une véritable science et qu'elle est plus utile que nuisible à l'humanité. » (*Examen des Doctrines médicales*, pages 827 et suivantes.)

Dans sa leçon du 16 février 1846, M. Magendie s'écriait au Collége de France : « Sachez-le bien, la maladie suit le plus habituellement sa marche, sans être influencée par la médication dirigée contre elle. Si même je disais ma pensée tout entière, j'ajouterais que c'est surtout dans les services où la médecine est la plus active que la mortalité est plus considérable. »

Le même professeur disait un autre jour : « Dans l'état actuel « de la science, la plupart du temps le médecin n'assiste qu'en « simple spectateur aux tristes épisodes de la progression « du mal. »

L'un des plus illustres professeurs de la Faculté de Montpellier, M. Bérard, conclut en ces termes au scepticisme médical :

« En médecine, dit-il, aucune partie n'est achevée à propre- « ment parler ; les vérités les mieux affermies semblent être ou « sont réellement menacées par les vérités nouvelles ; chaque « nouvelle pierre qu'on ajoute ébranle un édifice qui n'a rien de « fini, et qui peut recevoir dans tous les points des pièces de « rechange. » (*Esprit des Doctrines médicales de Montpellier*, pages 93 et 94.)

Le savant médecin de la Pitié, M. Valleix, après avoir exposé les systèmes qui se sont succédés en médecine, s'écrie douloureusement : « Que de regrets on éprouve en voyant tant d'étu- « des, de veilles, de génie, dépensés pour obtenir d'aussi fai- « bles résultats; que d'erreurs pour quelques vérités. » (*Guide de Médecine pratique*, tom. Ier, avant-propos, pag. 11.)

Le professeur Foderé, membre de l'Académie de médecine, dans son *Histoire de quelques doctrines médicales* va encore plus loin que M. Valleix : « Tout ce qu'on appelle pratique mé- « dicale, dit-il, est dans le fond un mélange bizarre de restes « surannés de tous les systèmes, de faits souvent mal vus et « mal observés, et de routines transmises par nos pères. »

L'illustre Bichat, après avoir dit que la matière médicale est celle de toutes les sciences physiologiques où se peignent le mieux les travers de l'esprit humain, ajoute : « Que dis-je ? Ce « n'est point une science..., c'est un assemblage informe d'idées « inexactes, de moyens illusoires, de formules aussi bizarrement « conçues que fastidieusement assemblées. On dit que la prati- « que de la médecine est rebutante; je dis plus, elle n'est pas, « sous certain rapport, celle d'un homme raisonnable, quand « on en puise les principes dans la plupart de nos matières « médicales. » (*Anatomie générale ; considérations générales*, t. VI, pag. 18.)

Le professeur Rostan n'est pas moins explicite que Bichat : « Aucune science humaine, dit-il, n'a été et n'est encore infectée « de plus de préjugés que la matière médicale. Chaque dénomi- « nation de médicament, chaque formule même, est pour ainsi « dire une erreur.... Un formulaire (c'est le codex), qui a paru « récemment, nous apprend à faire des potions incisives, des « loochs verts, des hydragogues, des emménagogues, des réso- « lutifs, des détersifs, des anti-septiques, des anti-hystériques, « etc. etc. etc.; un autre, des apozèmes laxatifs, sudorifiques, un « baume acoustique, un baume de vie, un baume ophtalmique, etc.; « et je m'arrête, ajoute l'illustre praticien, je n'ai parcouru que « deux pages du formulaire magistral. Est-il possible de n'être « pas rebuté par ces *dégoûtantes absurdités?* Nous pensons que « ces sottises surannées doivent être reléguées au XVe siècle. »

M. le professeur Louis a dit, en pleine séance académique : « J'avoue que depuis vingt ans, j'ai, dans les hôpitaux, étudié tour à tour la plupart des méthodes curatives, ce qui m'a mis dans le cas de remarquer que la plupart des méthodes offraient des résultats déplorables; et je leur dois la perte de personnes bien chères. Ce n'est point par esprit de parti, Messieurs, que j'ai cessé d'en faire usage; mais, j'ai changé, parce que je voyais succomber un grand nombre de malades. » (*Séance de l'Académie de médecine du* 20 *novembre* 1835.)

Un professeur d'anatomie parlait ainsi à ses élèves, en novembre 1852, à l'ouverture de son cours : « Je vous avoue franchement et avec peine que notre médecine actuelle, notre thérapeutique, n'offre rien de stable et de certain. Depuis deux mille ans, elle n'a fait aucun pas, aucun mouvement; elle n'est pas même à l'état d'embryon, car elle ne contient aucun germe de vie; et tant qu'une nouvelle thérapeutique, basée sur d'autres fondements, ou d'autres considérations, ne l'aura pas remplacée, elle restera enfouie dans les langes. »

Dans une séance très-récente de l'Académie (8 *janvier* 1856), M. le professeur Malgaigne appréciait en ces termes la médecine allopathique :

« Absence complète de doctrines scientifiques en médecine, absence de principes dans l'appréciation de l'art, empirisme partout : voilà l'état de la médecine. »

Dans sa pathologie générale, page 149, M. le professeur Chomel dit, en parlant de la thérapeutique: « Les ténèbres enveloppent encore la branche la plus importante de la médecine. » M. le professeur Bouchardat avoue aussi « que la science médicale n'est pas faite, et qu'elle est pour ainsi dire toute à édifier. » (*Manuel de matière médic.*, *de thérap. et de pharm.*, page 9.)

M. Marchal de Calvi, professeur agrégé à la Faculté de Paris, ne craint pas d'avouer en ces termes le néant de la médecine officielle : « Il n'y a plus en médecine, et depuis longtemps, *ni principe, ni foi, ni loi*. Nous construisons une tour de Babel, ou plutôt, nous n'en sommes même pas là : nous ne construisons rien. » (*France médicale et pharmaceutique*.) Tous ces aveux des princes de la science ne justifient-ils pas ce jugement sévère de M. Amédée Latour, aujourd'hui rédacteur en chef de l'*Union médicale* : « Il n'y a à Paris, ni école ni enseignement; il y a un établissement universitaire, où vingt-six professeurs, payés par le budget, viennent individuellement imposer leurs opinions et leurs doctrines.... On ne comprend donc pas trop quelle exposition de principes pourra faire M. Royer-Collard d'une école absente. » (*Gazette des hôpitaux*, du 31 octobre 1843.)

Ces aveux ne justifient-ils pas encore ces paroles d'un vénérable vieillard, le père trappiste Debreyne, docteur en médecine de la Faculté de Paris : « C'est quelquefois un véritable châtiment de la Providence que de tomber entre les mains des médecins, qui vous exécutent savamment, consciencieusement et promptement. » (*Essais anal. et synt. sur les élém. morb.*, page 336.)

Boërhaave disait : « Si l'on vient à peser mûrement le bien qu'a procuré aux hommes, une poignée de frais fils d'Esculape, et le mal que l'immense quantité des docteurs de cette profession a fait au genre humain depuis l'origine de l'art jusqu'à ce jour, on pensera sans doute qu'il serait plus avantageux qu'il n'y eût jamais eu de médecins dans le monde. »

Sydenham, l'Hippocrate des Anglais, disait : *Quæ medica, appellatur revera, confabulandi, garriendique potius est ars quam sanandi.* « Ce qu'on qualifie d'art médical est bien plutôt l'art de faire la conversation et de babiller que l'art de guérir. »

Un médecin disait qu'il avait changé cinq ou six fois de pratique dans sa vie; et moi de méthode, répondit l'autre. Goazet, médecin de Toulouse, fit un discours public dans lequel il avança que, « dans les maladies ordinaires, les gardes-malades en savaient autant que les médecins, et que, dans les extraordinaires, les médecins n'en savaient pas plus que les gardes-malades. »

Il faut lire les ouvrages des autres médecins du siècle dernier, pour voir la mélancolie triste et le découragement profond que leur laissait le sentiment de leur impuissance. Hecquet disait : « que les médecins se préparent des remords pour l'avenir, et que sur leurs vieux jours ils forment une confrérie de pénitents. » — Lieutaud, que les organiciens ne peuvent renier, avoue avec une franchise qui navre le cœur, que les malades doués d'une bonne constitution, et qui résistent à la maladie et aux remèdes, croient bonnement devoir leur guérison au traitement quelconque qu'ils ont suivi; et celui qui en était chargé se garde bien de les détromper.

Le célèbre professeur Thomassini a peint, avec énergie, l'embarras où se trouvent les médecins alors surtout qu'il faut agir. « Je me souviens, dit-il, de m'être souvent trouvé, soit comme simple témoin, soit comme partie intéressée, dans diverses consultations. Combien il était difficile de nous accorder sur les bases premières ! Quelles oppositions, quelles contradictions qui se manifestent pour le mode de traitement, pour le choix des remèdes! D'un côté, l'un voulait purger, délayer, rafraîchir, par conséquent affaiblir; tandis que de l'autre côté, l'un disait qu'il fallait corroborer, stimuler, exciter. Ici, l'on proposait de recourir à la saignée, à la tisanne, au tamarin, aux boissons acidulées, ou bien aux pilules de rhubarbe ou d'aloës; pendant que là l'on recommandait l'éther, le musc, l'ammoniaque, le vin chaud, l'opium, etc. En vérité, des opinions aussi diamétralement opposées ne pouvaient jamais s'entendre ou se rapprocher; ou il fallait que l'un des deux consultants cédât entièrement, ou bien, s'ils voulaient tous les deux ordonner quelque chose, les remèdes de l'un détruisaient les effets de ceux de l'autre.—Passez-moi la rhubarbe, — je vous passerai le séné !

Pour mieux mettre en relief toute l'inanité de la médecine allopathique, nous allons rapporter le fait suivant :

« Après avoir terminé mes études médicales, dit le docteur Héring, je voyageais en Allemagne pour compléter mon instruction. J'arrivai un soir dans un village dont le propriétaire me fit inviter à venir prendre l'hospitalité chez lui. C'était un vieillard original, très-riche, encore plus ennuyé, malade depuis fort longtemps; mais, en revanche, possesseur d'une excellente cave, dont il faisait les honneurs avec ostentation. Dès qu'il eut connu ma profession : « Je me garderai bien de vous en compli-
« menter, s'écria-t-il avec feu ; j'ai un fils, mais j'aimerais mieux
« le savoir bourreau que médecin.» Comme cette brusque apos-
« trophe m'avait frappé et interdit : Écoutez, jeune homme,
« ajouta-t-il, vous voyagez pour votre instruction; eh bien! je
« vais vous donner une leçon dont vous ferez votre profit : de-
« puis plus de vingt ans je suis malade; je m'adressai à deux mé-
« decins célèbres qui ne purent s'entendre; pour cette raison,
« je ne pris les remèdes d'aucun d'eux. Je me mis alors à courir
« le monde, consultant non-seulement les illustrations de toutes
« les Facultés, mais encore les docteurs dont les noms n'étaient
« point encore connus. Je n'ai jamais pu en trouver deux qui
« fussent d'accord, et sur la nature de ma maladie, et sur le

« traitement à lui opposer. Après bien des fatigues et des dépen-
« ses, je suis rentré chez moi, convaincu que la médecine, loin
« d'être une science, n'était que le plus triste des métiers.

« Toutefois, j'y ai gagné quelque chose, et je vais vous mettre
« de moitié dans le profit. » En disant ces mots, il prit un grand livre, pareil en tout aux grands-livres des négociants. « Les pages de cet énorme in-folio, dit-il en l'ouvrant, sont partagées en trois colonnes. La première contient le nom des médecins consultés dans les divers pays que j'ai parcourus; la deuxième les indications de ma maladie; la troisième, enfin, les prescriptions et les médicaments appropriés. Total fait de chacune de ces colonnes, il y a quatre cent soixante-dix-sept médecins, trois cent treize opinions différentes sur la nature de mon mal, et huit cent trente-deux recettes dans lesquelles il entre mille quatre-vingt-dix-sept médicaments.

« Comme vous le voyez, continua-t-il, je n'ai épargné ni peine ni argent. Si j'avais trouvé trois docteurs du même avis, je me serais soumis à leur traitement, mais je n'ai pas eu ce bonheur. Je ne me suis pas lassé, et ce registre vous le prouve. Il a été tenu, jour par jour, avec le soin le plus minutieux; et maintenant que vous semble de la médecine et des médecins?

« *O comediante!* ne vous plairait-il pas, dit-il en me présen-
« tant une plume, d'augmenter ma précieuse collection? — Je
« n'en éprouvai pas le désir; je me contentai de lui demander si
« Hahnemann figurait dans ce long martyrologe de nouvelle
« façon. — Sans doute, sans doute; cherchez au numéro 301.—
« Je cherchai et trouvai : Nom de la maladie 0; nom du remède 0.
« Je demandai l'explication de ces deux zéros; le singulier ma-
« lade me répondit : — Cette consultation est de beaucoup la
« plus rationnelle, la plus logique. Le nom de la maladie ne me
« regardant pas, moi, dit Hahnemann, j'écris 0, et le nom du
« remède ne vous regardant pas, vous, j'écris 0. Il s'agit seule-
« ment de la guérison; j'aurais suivi les prescriptions de cet
« homme; malheureusement il était seul, il m'en fallait trois.

« Après quelques instants de réflexion, je lui demandai si,
« malgré ses tentatives infructueuses, il ne voudrait pas faire un

« dernier essai, dont je lui garantis la réussite. — Vous trouve-
« rez, lui dis-je, non pas seulement trois médecins d'accord,
« mais un bien plus grand nombre. — Malgré son incrédulité,
« il consentit à ma proposition, pour se procurer un passe-temps
« et ajouter quelques pages à son grand-livre.

« Nous fîmes la description de la maladie, et nous l'envoyâmes
« à trente-trois médecins homœopathes de différentes contrées.
« Chaque lettre contenait le prix de la consultation. Je pris en-
« suite congé de mon original.

« Il y a peu de temps, il m'envoya un tonneau de vin du Rhin
« de 1822. — J'ai trouvé, m'écrivait-il, vingt-deux docteurs du
« même avis; c'est plus que je n'aurais osé espérer; en consé-
« quence, je suis le traitement de celui d'entre eux qui est le plus
« voisin de mon habitation. Je vous envoie ce tonneau, de peur
« de trop boire, moi, de cet excellent vin, pour fêter le réta-
« blissement de ma santé; me voilà, grâce à vous et à l'ho-
« mœopathie, converti à la médecine et réconcilié avec les
« médecins. »

M. Alquié, professeur de clinique chirurgicale à Montpellier, ouvre toujours ses conférences par des recommandations aux élèves qui sont invariablement les mêmes. Il leur recommande de ne pas droguer les malades; que la bonne nature fait tous les frais de la guérison; il raconte que s'étant trouvé souvent en consultation avec des confrères et après avoir examiné le malade, il disait à son confrère : — Savez-vous ce qu'a ce malade? — Non. — Ni moi non plus. — Attendez, attendez, je vais formuler une potion : sirop de groseille, tant; sirop d'oranger, tant; sirop simple, tant; le tout dans un joli flacon, bien bouché, bien étiqueté, dont on faisait prendre au malade une cuillerée chaque quatre heures; on entourait tout cela de certaines précautions méthodiques, et souvent, ajoutait-il, il arrivait qu'à notre seconde visite, le malade se trouvait mieux, et il croyait tout bonnement devoir son amélioration à ce sirop inoffensif. Ce scepticisme, de la part de ce professeur, comme de la plupart des médecins instruits de cette Ecole, vient de ce que n'ayant aucun moyen d'apprécier le légitime emploi d'un médicament, leur doctrine médicale n'ayant aucun *criterium*, ils en sont réduits à des tâtonnements extrêmement préjudiciables aux malades. — Messieurs, disait un jour M. Fuster, professeur de clinique interne à la même Faculté, vous entendrez souvent dire, soit par le public, soit par des médecins, que tel malade est mort, malgré tant de saignées, malgré telle dose de médicaments, malgré tant de vésicatoires, malgré les vomitifs, les purgatifs, etc. Croyez-le bien, le plus souvent, ce n'est pas malgré tout cela que le malade est mort, mais bien à cause de tout cela. M. Fuster avait raison : en effet, qu'on prenne un homme, le plus robuste et le mieux portant qu'on trouvera ; mettez-le à la diète ; couvrez-le de sangsues et de vésicatoires ; saignez-le par-dessus le marché ; faites-lui subir enfin le traitement que dans la plupart des maladies les médecins imposent à leurs patients, et avant peu, cet homme plein de force et de vie, sera réduit à la dernière extrémité. Comment voulez-vous qu'un traitement qui tue un homme bien portant, guérisse celui qui est malade? Nous dira-t-on que l'état pathologique du sujet peut permettre des choses que l'état ordinaire ne tolère pas ? Tout cela n'est qu'une vaine excuse qui ne détruit pas les faits ; et si quelque chose nous étonne, c'est que la nature ait quelquefois assez de puissance pour contrebalancer l'influence meurtrière de la médication et sauver le malade malgré le médecin ; alors, quand cela arrive, il dit majestueusement à qui veut l'entendre : J'ai guéri un tel, de tel cas, par tel moyen. O dérision !

Depuis que l'homœopathie a été créée et mise au monde, la médecine expectante a pris un certain développement parmi les allopathes, qui s'imaginent que la nouvelle doctrine ne doit ses succès qu'à l'expectation ; tant mieux pour l'homœopathie et pour l'humanité ! Les médecins de l'ancienne école ne peuvent mieux faire pour précipiter la ruine de leurs doctrines anarchiques et courir à grands pas vers leur décadence, qui, du reste, se trouve déjà exploitée sur une grande échelle, car l'homœopathie a planté ses drapeaux dans toutes les contrées du monde civilisé.

La médecine expectante est une monstrueuse absurdité, dont les dangers ne peuvent être surpassés que par les excès de la médecine perturbatrice. Hahnemann a flétri la médecine expectante et a soutenu avec raison que les maladies chroniques ne guérissent jamais seules et accompagnent les malades jusqu'au terme de la vie.

III

Ce n'est certainement pas nous qui contestons que certaines maladies et indispositions passagères, se guérissent souvent d'elles-mêmes. Des médecins, assez malheureux pour douter de leur art, n'ont pas craint d'abandonner, systématiquement, leurs malades aux soins de la nature toute seule, et ils en ont obtenu plus d'avantage que de la médication active à laquelle ils étaient dans l'habitude de les soumettre. De ce résultat qui ne prouve rien contre la médecine, mais qui peut prouver beaucoup contre le médecin, certains esprits en ont voulu conclure que, dans les maladies, la nature suffisait à tout, qu'il fallait la laisser seule accomplir son œuvre de réparation, et que le rôle du médecin devait se borner à placer le malade dans les meilleures conditions hygiéniques pour ne pas troubler son action. Cette argumentation a été surtout invoquée à propos de la médication homœopathique, dont on a voulu mettre tous les succès sur le compte de l'expectation pure, comme nous venons de le dire.

Certainement, il faut tenir compte de la puissance de la nature médicatrice; mais si dans certains cas elle suffit toute seule à la guérison, il en est un bien grand nombre où elle a besoin d'être sollicitée, secondée et même dirigée, sous peine de l'aggravation successive du mal, de sa prolongation indéfinie et même parfois d'une fatale terminaison. En présence de l'action rapide et manifeste de certains médicaments spécifiquement appliqués, il n'est pas possible de douter de l'existence de la médecine comme science de guérir, et pour qui connaît la marche et la durée des maladies, il est hors de doute que dans la plupart des cas elle ne puisse être efficace à abréger la durée du mal et à diminuer son intensité.

C'est surtout pour elle que la médication homœopathique revendique ces avantages. Cette méthode, qui n'emploie jamais les médicaments qu'aux plus petites doses actives, le fait pourtant avec assez de succès pour pouvoir se passer des moyens spoliateurs, perturbateurs et violents, sans lesquels, jusqu'à sa découverte, on n'avait pas cru que l'intervention du médecin pût être efficace. L'ancienne école disait : *Souffrir pour guérir!* La méthode nouvelle a inscrit sur sa bannière : *Guérir sans souffrir!*

Quant à nous, après une semblable condamnation, prononcée contre l'allopathie par de si grandes autorités, nous sentons combien toute critique de notre part serait non-seulement pâle et superflue, mais encore de mauvais goût, et nous aimons mieux nous hâter de mettre sous les yeux du lecteur les jugements favorables portés sur l'homœopathie par les allopathes.

IV

L'HOMŒOPATHIE JUGÉE PAR LES ALLOPATHES.

S'il est des médecins qui, par ignorance, par calcul ou parti pris, dénigrent l'homœopathie, il en est d'autres, en très-grand nombre, dans toutes les parties du monde, et ce ne sont pas les moins distingués par le talent et par la position, qui la jugent avec plus d'impartialité et de justice.

Écoutons d'abord l'illustre *Hufeland*, premier médecin du roi de Prusse, ce maître dont les opinions font autorité dans l'école officielle jusqu'à l'égal de celles d'Hippocrate :

« L'homœopathie, dit-il, fera les praticiens les plus attentifs à la séméiologie trop négligée jusqu'à ce jour, plus attentifs aux règles diététiques. Elle fera cesser la croyance à la nécessité des fortes doses; elle introduira une plus grande simplicité dans les prescriptions; elle conduira à un plus sûr moyen d'essayer les remèdes et d'arriver à la connaissance de leur propriété. (*Dict. hom.* Berlin, 1831.) J'ai vu souvent, dit-il encore au même endroit, et bien des gens dignes de croyance ont vu, fréquemment aussi, l'homœopathie se montrer efficace dans les maladies graves, où toutes les autres méthodes avaient échoué. » Mais le plus grand hommage qu'Hufeland ait rendu à l'homœopathie, c'est d'avoir choisi pour son successeur, auprès du roi de Prusse, un médecin homœopathe, le docteur Stapf.

L'un des plus célèbres professeurs de l'Italie, Brèra, reconnait en ces termes, la haute valeur de l'homœopathie : « Quoiqu'elle « soit décriée par les uns comme bizarre, par les autres comme « inutile, et que beaucoup la trouvent absurde, cependant on ne « peut méconnaître qu'aujourd'hui *elle tient son rang dans le « monde savant*, tout aussi bien que d'autres doctrines. Elle a « ses livres, ses journaux, ses chaires, ses hôpitaux, ses clini- « ques, ses professeurs et son public. Bon gré mal gré, ses enne- « mis eux-mêmes doivent l'accueillir dans l'histoire de la méde- « cine, car sa position actuelle le commande. Puisqu'elle a su « conquérir elle-même ce rang, on ne peut la mépriser, et elle « mérite un examen impartial ; ce qui la rend surtout digne de « considération, c'est qu'elle ne propage pas d'erreurs directe- « ment nuisibles. *Malheur au médecin qui croit qu'il ne pourra « point apprendre demain ce qu'il ignore aujourd'hui !* N'en- « tendons-nous pas tous les jours des plaintes sur l'*insuffisance* « et l'*incertitude* de la médecine? Et ne sont-ce pas précisément « les médecins les plus instruits, ceux qui réussissent le mieux « dans la pratique, qui savent douter de la solidité de leurs con- « naissances? Ce sentiment dirigeait sans doute la plupart des « médecins allemands qui se sont mis à étudier l'homœopathie, « lorsqu'ils ont triomphé de la répugnance qu'elle leur inspirait.» (*Ontologie médicale.*)

Le docteur Botto, professeur de clinique à la Faculté de Gênes, termine ainsi un discours de rentrée, dans laquel il place Hahnemann au premier rang parmi les bienfaiteurs de l'humanité : « A quel résultat final doit parvenir l'homœopathie, actuellement répandue partout; je ne pourrais le déterminer, mais j'ai l'espoir qu'il sera *inouï* et *immense.* »

Un savant professeur de physiologie à la Faculté d'Edimbourg, le docteur Flechter, dans son *Traité de pathologie générale*, rend hommage, en ces termes, au fondateur de l'homœopathie : « L'Organon de Hahnemann est un livre original, intéressant, et qui renferme dans une seule de ses pages plus de bonnes réflexions que tous les ouvrages de ses adversaires pris ensemble. »

L'une des notabilités médicales de la ville de Lyon, M. le professeur Montfalcon, a dit quelque part de l'homœopathie qu'elle est un *pas en avant*, *qu'elle repose sur une donnée neuve et peut-être féconde*, et que, quelles que soient les révolutions qui l'attendent, elle laissera toujours, *entre autres vérités*, la démonstration du pouvoir très-réel, *quoi qu'on en dise*, *de certains médicaments donnés à très-petites doses.* Un médecin fort distingué, professeur à l'école de Clermont-Ferrand et lauréat de l'Académie de Médecine de Paris, au concours de 1854, Imbert Goubeyre, s'exprime ainsi sur Hahnemann et sur l'homœopathie : « Le célèbre thérapeutiste allemand a certes le droit « d'être écouté quand il s'agit des propriétés curatives des mé« dicaments. En France, à cette heure, nous sommes de vingt « ans au moins en arrière des travaux en matière médicale qui « ont été publiés à l'étranger, tandis que les thérapeutistes, « comme Pereira, Giacomini, Weber, sans s'enrôler sous la « bannière de Hahnemann, ont cité cependant avec respect et « mis à profit les nombreux travaux de son école et lui ont ac« cordé, dans leurs *Traités élémentaires*, une légitime hospita« lité. Il faut pourtant bien qu'on le sache, et je ne saurais trop, « pour mon compte, proclamer cette vérité : l'école hahnéma« nienne offre aux médecins les ressources les plus précieuses « pour le traitement des maladies. Toutes les recherches des ob« servateurs sont venues confirmer sur tous les points les vérités « thérapeutiques signalées par Hahnemann.

« Plus j'étudie, dans mon éclectisme, les travaux de matière « médicale de toutes les écoles, plus je suis étonné des conclu« sions favorables qui en sortent pour l'école hahnemanienne. Je « mets au défi tout médecin sérieux et intelligent qui voudra « remuer à fonds, dans toute la tradition et l'observation mo« derne, de ne pas arriver par la logique des faits à la même « opinion. » (*Gazette médicale de Paris*, 25 novembre 1854.)

Ecoutons maintenant deux professeurs de la Faculté de Montpellier :

M. Risueño d'Amador, qui a jeté sur cette école un si vif éclat, enseignait naguère la nouvelle doctrine aux nombreux élèves qui se pressaient autour de sa chaire.

« Pratiquement, disait-il un jour, l'homœopathie est une méthode qui surpasse généralement les autres ; c'est un chemin plus droit sur lequel on marche avec plus de célérité et de sûreté, de commodité même ; ce chemin n'efface pas les voies anciennes, mais il conduit plus vite et mieux au but. Théoriquement, l'homœopathie est pour nous congénère avec le vitalisme ; que dis-je? c'est le vitalisme lui-même largement appliqué à la thérapeutique ; la thérapeutique nouvelle s'adresse aux forces de la vie, pour guérir la maladie, comme la pathologie vitaliste étudie ses forces pour concevoir sa formation. La doctrine de la vitalité a toujours professé ce grand principe, qu'avant toute chose, la force vitale étant la source originelle de la maladie, il fallait aussi, avant toute chose, que ce fût aux mêmes forces que s'adressât l'agent qui devait détruire la modification morbide ; pour trouver la vérité complète et ravir à l'Allemagne cette belle gloire, il n'a donc manqué au vitalisme de Montpellier que de trouver les moyens de dégager des agents médicamenteux les forces vives qu'ils recèlent ; c'est là ce qu'a fait Hahnemann par le grand principe des atténuations des substances ; par cette grande et belle découverte, il a largement agrandi la sphère du vitalisme, et, qui plus est, donné à cette doctrine une base pratique désormais à l'abri du doute. »

Le vénérable doyen de la même Faculté, M. le professeur Lordat, aujourd'hui en retraite, s'exprime ainsi au sujet de l'homœopathie : « J'en ai entendu porter des jugements si divers, si opposés, que je dois rester en suspens, jusqu'à ce que j'en aie fait un profond examen, d'autant que cette méthode a le suffrage d'un de nos maîtres les plus distingués, de M. Risueño d'Amador.

« C'est vous dire que l'opinion d'un homme de cette valeur, qui comprend l'art d'une façon si large et si féconde, est très-digne d'attention, alors surtout que, sans rien retrancher de la science telle que l'ont faite les âges, il s'efforce de l'agrandir par des acquisitions qui lui paraissent profitables. » (Lettre au docteur Donné.)

Terminons par quelques représentants de l'école de Paris, MM. Trousseau et Pidoux, qui, dans leur *Traité de matière médicale et thérapeutique*, attaquant très-violemment l'homœopathie, ont néanmoins, par une contradiction que chacun est libre d'expliquer à sa façon, adopté en partie cette doctrine dans le même ouvrage, sous le nom de *Médecine substitutive*.

« L'expérience a prouvé, disent-ils, qu'une multitude de maladies étaient guéries par des agents thérapeutiques qui semblent agir dans le même sens que la cause du mal auquel on les oppose. » (Tom. Ier, p. 226.)

Un autre professeur de la Faculté, M. Bouchardat, dans son *Formulaire de* 1845, dit à l'article *Médecine substitutive ou Homœopathique* : « La médication substitutive, dont on commence maintenant à reconnaître l'importance, est appelée à dominer la thérapeutique des affections chroniques. »

Le 27 juillet 1847, à la suite d'un examen dans lequel un jeune médecin avait soutenu d'une manière brillante une thèse homœopathique, M. Marchal de Calvi, l'un des examinateurs, prononça publiquement ces remarquables paroles : « On ne trouve rien de « satisfaisant, sous le rapport de la matière médicale, dans l'en- « seignement officiel, sur les spécifiques surtout, et sur leur « action absolue. *Tout ce que nous savons sur ce point, nous « le devons aux travaux des homœopathes ;* dans ceux des « médecins que vous me permettrez d'appeler légitimes, depuis « Hippocrate jusqu'à nos jours, *on ne trouve absolument rien.* »

Enfin *Broussais*, le plus illustre de tous les auteurs cités jusqu'ici, a rendu aussi un éclatant hommage à l'homœopathie. Dans le principe, il avait représenté l'homœopathie comme une absurdité sans pareille et *indigne de tout examen*.

Plus tard, en 1833, il avait dit : « Si l'homœopathie n'était pas une absurdité, elle serait une vérité immense. » Enfin, en 1835, on entendait le célèbre professeur s'écrier, dans sa chaire : « Je ne connais dans les sciences que l'autorité des faits, et, en ce moment, j'expérimente l'homœopathie ; » et comme un rire d'incrédulité accueillait ces paroles, Broussais reprit d'une voix énergique qui ramena la gravité sur toutes les figures : « Oui, j'expérimente l'homœopathie ! car, je le répète, je ne connais que l'autorité des faits.

« Hahnemann a eu beau jeu, dit alors Broussais, à critiquer l'ancienne médecine ; la plupart des arguments qu'il fait valoir contre elle sont précisément ceux dont nous nous sommes servi pour la combattre. Il a donc dû nécessairement être écouté, quand il s'est livré à la critique des anciennes méthodes de traitement.... Si la doctrine de Hahnemann nous offre d'obtenir mieux, loin de la repousser nous devons nous faire un devoir de l'étudier et de l'approfondir dans son application au lit des malades.... Nous avons fait quelques expériences (dans les états phlogistiques) avec la belladone, à doses très-exiguës, et plusieurs faits déposent en sa faveur. » (*Annales de la médecine physiologique*, par F.-J.-V. Broussais, vol. 23. Discours préliminaire pour l'année 1833.)

Broussais, fortement ébranlé, manifesta au docteur Frappart, son ami, un vif désir de voir Hahnemann, mais il tomba gravement malade et ne put réaliser son projet. Pendant les quatre derniers mois de la maladie qui devait l'emporter, Broussais se fit traiter par l'homœopathie. Ce fait est attesté par le docteur Frappart, dans ses lettres à MM. Arago, Bouillaud, etc., etc. ; il a été également attesté au docteur Magnan par un des fils de Broussais.

Après ces jugements des maîtres, on s'étonne à bon droit que des médecins qui sont loin d'avoir la valeur et l'autorité de MM. Montfalcon, Imbert Goubeyre, d'Amador, Lordat, Marchal de Calvi et de Broussais, enfin, on s'étonne à bon droit, disons-nous, de voir ces médecins persister dans leur dénigrement systématique et s'obstiner à ne voir dans l'homœopathie qu'une idée absurde, une doctrine sans portée. Broussais, cet illustre chef d'école, a donné aux adversaires de l'homœopathie un exemple d'impartialité et de modestie qu'ils devraient imiter. Ils auraient certes, pour la plupart, beaucoup moins de chemin à faire que lui. D'ailleurs, reconnaître qu'on s'est trompé n'est point une faiblesse, c'est au contraire un symptôme de force ; il est toujours honorable de faire un pas en avant dans la voie de la vérité et du progrès. Broussais l'avait compris ; mais peut-être faut-il avoir son talent pour avoir son courage. En ce cas, on comprendra que nous n'attachions aucune importance à l'opinion de nos adversaires, de ces adversaires quand même, dont l'opposition n'a le plus souvent d'autre mobile que la passion ou l'intérêt.

Enfin, quand on vient à comparer, sans prévention, à l'incrédulité des médecins officiels, la foi ardente des homœopathes, leur enthousiasme, leur zèle de propagande, toutes choses ayant leur source dans une loi thérapeutique certaine, et dans une admirable communauté de principes, il est impossible de ne pas laisser aller ses préférences du côté de l'enthousiasme et des convictions. On sent, en effet, que là est la vie, le mouvement, le progrès, et pour tout dire en un mot, la vérité : « C'est un fait notable, dit le célèbre Wolff, qu'on n'ait point encore vu un seul homœopathe jeter à son art les désespérants reproches que les plus loyaux d'entre les allopathes n'ont pas épargné au leur, ce qui prouve tout simplement que si l'homœopathie n'eût pas été une vérité, il se serait trouvé de faux frères qui auraient démasqué ce commerce honteux, et signalé à l'indignation publique de pareils hommes; mais aucun de ces faux frères ne s'est produit, il ne s'en produira jamais aucun, et si nos adversaires descendaient sur le terrain de l'étude et de l'expérience, ils deviendraient nos coreligionaires et fermeraient la porte à triple tour à cette vieille momie galénique qu'on appelle l'allopathie. Quand il s'agit de l'art sauveur de la vie, négliger d'apprendre est un crime. *(Hahnemann.)*

V

Beaucoup d'objections ont été faites contre l'homœopathie. Nous allons répondre aux principales :

Pourquoi, dit-on, si l'homœopathie est vraie, la voit-on combattre par l'École et par l'Académie de médecine? Voilà une des objections principales dirigées contre la doctrine nouvelle; c'est l'objection que tout le monde se fait, parce que peu d'hommes ont l'habitude de penser par eux-mêmes, et que la foule trouve plus commode de répéter des jugements tout faits de quelques-uns.

Un membre de l'Académie de médecine, le docteur Deslon, va répondre d'abord à cette objection : « Il serait plus aisé, dit-il, de faire couler les quatre grands fleuves de France dans le même lit que de rassembler les savants de Paris pour juger, de bonne foi, une question hors de leurs principes. »

Ensuite l'Académie répondra elle-même par le fait suivant qui s'est passé dans sa séance du 28 juin 1831 :

« Sur la proposition de cinq de ses membres, MM. Adelon, Pariset, Marc, Burdin aîné et Husson, elle avait, après une vive opposition, nommé, pour l'examen des phénomènes magnétiques, une commission composée de onze membres. Cette commission fit un rapport dont les conclusions affirmaient la *réalité des phénomènes* du magnétisme. Or, croira-t-on que l'Académie refusa l'impression du rapport de la commission nommée par elle sous prétexte que, si les faits annoncés par la commission étaient vrais, ils détruisaient la moitié des connaissances physiologiques; qu'il était donc dangereux de les propager au moyen de l'impression ?

Nous laissons au lecteur le soin de faire les commentaires sur cette étrange décision.

Nous répondons à notre tour, maintenant. L'homœopathie a subi le sort de toutes les grandes découvertes : il n'est pas une seule de toutes celles qui sont actuellement admises dans la science ou dans l'industrie, qui n'ait dû y entrer par le combat et par le droit de conquête. Les corps savants, au lieu de prendre l'initiative du progrès, s'efforcent sans cesse de lutter contre l'invasion des idées nouvelles dans le domaine officiel : « Une des « plus tristes lois que doive subir tout progrès, dit M. le pro- « fesseur Bouillaud, c'est une opposition, une résistance, plus « ou moins violente; toute réforme, toute révolution scienti- « fique, ne s'est réellement accomplie, qu'après avoir reçu la « consécration, le baptême dont il s'agit. Non, il n'est permis à « personne d'inventer impunément quelque grande vérité, *sur- « tout quand cette vérité est en opposition avec les idées géné- « ralement reçues et enseignées par les hommes qui occupent « les hautes positions;* plus la réforme est grande et fondamen- « tale, plus les intérêts et les opinions qu'elle choque sont nom- « breux, plus aussi l'opposition qu'elle rencontre est grande « elle-même. »

En parlant ainsi, M. Bouillaud pensait, sans doute, à Galilée, à Christophe-Colomb, à Guttemberg, à Franklin, à Parmentier, à Fulton, et à tant d'autres grands hommes que leurs contemporains ont abreuvés de dédains, d'ironies et d'injustices, et auxquels nous élevons maintenant des statues; il se rappelait les anathèmes qui accueillirent la démonstration du mouvement de la terre, la découverte de l'Amérique, celle de l'imprimerie, et les proscriptions dont fut longtemps l'objet la pomme de terre, ce pain tout fait du pauvre, qui venait mettre un terme aux famines périodiques de l'Europe; il pensait à l'aveugle opposition faite par les savants de France à la vapeur qui, en rapprochant et mêlant tous les peuples, devait contribuer si puissamment un jour à réaliser par toute la terre la fraternité de l'Evangile; il faisait surtout allusion aux dénis de justice commis envers tous ceux qui ont fait d'importantes découvertes en médecine; ainsi, l'immortel créateur de l'anatomie humaine, Vésale, eut à subir les calomnies et les persécutions des plus illustres anatomistes de son temps; ainsi Harvey vit sa découverte de la circulation du sang niée avec une persistance sans égale, et 50 ans après sa constatation, ce grand fait, l'orgueil de la physiologie moderne, était encore anathématisé par les universités de l'Europe; ainsi enfin, ceux qui ont découvert la vaccine, l'antimoine, le quinquina, etc., etc., etc., ont vu les médecins, les Facultés et le public opposer une résistance aveugle et opiniâtre à l'admission de ces agents salutaires dans la matière médicale.

Si l'introduction de simples médicaments dans le domaine scientifique, si des découvertes d'anatomie faciles à constater ont pu soulever tant de résistance, peut-on être surpris de la croisade désespérée prêchée contre l'homœopathie par ceux qu'elle menace dans leur influence, dans leurs intérêts, dans leur position? Les allopathes comprennent que la nouvelle doctrine est la révolution la plus radicale qui se soit faite encore dans l'art de guérir; faut-il s'étonner, dès lors, des efforts qu'ils tentent sans cesse pour lui barrer le passage?...

Vous demandez pourquoi les célébrités médicales de la France, pourquoi l'École et l'Académie de médecine n'admettent pas l'homœopathie? pourquoi?... Le comprenez-vous maintenant?

Est-ce que les préjugés, la routine, l'amour-propre, les positions acquises, le sentiment de la conservation ne s'y opposent pas? Croyez-vous que ces Messieurs consentent volontiers à sacrifier la plupart de leurs travaux antérieurs, et à descendre en quelque sorte de leur chaire, pour s'asseoir de nouveau sur les bancs? Croyez-vous qu'il ne leur en coûterait rien d'avouer ainsi que jusque-là ils s'étaient trompés? On ne peut pas, en vérité, exiger des savants un pareil héroïsme de modestie et d'abnégation. Il faut donc que l'homœopathie prenne son parti des obstacles qu'elle rencontre, et attende du temps son triomphe définitif.

« L'histoire est là, dit le professeur d'Amador, qui nous apprend ce qui a été et nous prédit ainsi ce qui sera et ce qui doit être. Oui, sans doute, toute vérité nouvelle doit avoir, en proportion du bien qu'elle apporte, un écueil d'épreuves qui l'attend; et la semence jetée sur le monde ne doit point germer, sans que les frimats s'apprêtent à l'étouffer. Une idée, une vérité, une découverte, ne peuvent naître à la lumière, sans que les passions les plus odieuses s'emparent de l'idée, pour la travestir, des hommes qui la personnifient pour les persécuter, des faits qui la proclament pour la nier. Il y a plus, c'est que, avant de triompher, il faut à toute idée nouvelle traverser l'épreuve de la moquerie et subir celle du ridicule, cette première torture de la vérité. Et pourquoi nous en étonner? De quel droit voudrions-nous conquérir le vrai, sans fatigue, quand le bien ne s'obtient jamais que par la lutte? Le vrai, quelle que soit sa nature, religieuse, morale ou scientifique, n'aurait aucun charme s'il devait être obtenu sans danger ou conquis sans obstacles. »

Une autre objection est encore faite à l'homœopathie, et elle est tirée des doses infinitésimales. Ces doses, dit-on, ne peuvent avoir aucune action, et on peut même dire que c'est la principale objection à l'aide de laquelle les adversaires de l'homœopathie croient le mieux triompher devant l'opinion publique.

Il est impossible, dit-on, que les doses infinitésimales de l'homœopathie aient une action quelconque sur l'organisme; *im-*

possible est un mot que l'homme, quelque savant qu'il soit, ne devrait jamais prononcer à *priori* au milieu des mystères qui l'environnent de toutes parts. Comment peut-on déclarer impossible un résultat avant d'avoir répété les expériences qui le donnent? Comment peut-on protester par une négation pure et simple contre des faits vérifiés par soixante années d'expériences et affirmés par des milliers d'hommes honorables et spéciaux, par une foule de médecins dans toutes les parties du monde? Une pareille façon d'agir atteste beaucoup de légèreté, d'ignorance ou de mauvaise foi. Répétez d'abord consciencieusement les expériences des homœopathes, c'est-à-dire, étudiez d'abord l'homœopathie sans prévention ; avant d'avoir fait cela, il vous est interdit de prononcer le mot d'impossibilité. Rien ne peut prévaloir contre l'expérience, contre les faits.

Ceux qui, de parti pris, veulent protester à *priori* contre l'action possible des doses homœopathiques, devraient aussi, s'ils étaient conséquents, protester contre la possibilité d'action des vapeurs, des gaz, des vents, de l'électricité, etc. etc., qui nous montrent la matière d'autant plus énergique qu'elle s'éloigne davantage du visible et du pondérable.

A ceux qui protestent d'avance contre la puissance de l'impondérable et de l'invisible, nous dirons avec un zélé défenseur de l'homœopathie, M. Auguste Guyard : « Combien pèse le chagrin qui ronge, éteint la vie, ou le plaisir qui la ranime? Combien pèse cette vertu qui s'échappe de la volonté d'un magnétiseur et plonge dans le sommeil et l'insensibilité le sujet soumis à son influence? Mettez donc dans une balance cette puissance d'un électro-aimant, capable de soulever et soutenir en l'air trente personnes!

« Quel est le poids de l'éclair qui tue les plus grands animaux, fend les chênes séculaires, et fond les métaux et les rochers?

« Dites encore le poids ou la mesure de cette force incommensurable, l'attraction qui fait rouler les mondes dans leur orbite et maintient l'équilibre de l'univers? »

Nous arrivons ici à des raisons qui écrasent l'allopathie et dont l'évidence est aussi palpable que le pic de Ténériffe. Nous voulons parler des miasmes : en médecine, on a toujours professé et enseigné, Hippocrate même en parle, que les miasmes donnent des maladies; ainsi, il est reconnu par tout le monde que le miasme des marais donne la fièvre intermittente. Or, qu'est-ce qu'un miasme? c'est un corps qui flotte dans l'atmosphère, impalpable, impondérable, invisible, c'est-à-dire en tout semblable, par la division de ses atomes, aux atomes contenus dans les dilutions homœopathiques, et ce miasme, ainsi impalpable, impondérable, invisible, est assez puissant pour créer dans l'organisme des maladies. Comme on le voit, il ne faut donc pas des quantités pondérables, palpables et visibles, pour rendre malade. Maintenant, qu'est-ce qu'un médicament homœopathique? C'est tout simplement un médicament réduit à l'état de miasme par la division de ses atomes; si donc un miasme nous a rendu malade, pourquoi ne pas lui opposer un autre miasme antidotaire? Et où est la raison pourquoi il faille opposer à une puissance morbifique impondérable, une puissance médicamenteuse pondérable? Quoi! la valeur d'un grain de sable m'aura rendu malade, et on dirigera contre cette quantité morbifique tout le bloc de la chaîne des Pyrénées? et encore cette comparaison est sans proportion, si nous comparons la puissance matérielle qui a donné la fièvre. A ces doses monstrueuses de sulfate de quinine qu'on donne contre les fièvres intermittentes, n'est-ce pas là imiter cet ours dont parle Lafontaine, qui, pour chasser une mouche posée sur la figure de son maître, prend un gros pavé et lui fracasse la tête? Et ces miasmes qui donnent la peste, le typhus, le choléra, dont le nom effraie les populations, pourquoi donc une dose infinitésimale ne vous guérirait-elle pas, si une dose plus infinitésimale encore a pu vous rendre malade?

Nous citerons deux derniers faits à l'appui de notre thèse : En 1810, un vaisseau anglais (*le Triomphe*) avait pris à son bord une grande quantité de mercure, qui se répandit en partie. On vit se déclarer, parmi les matelots, une épidémie de salivation et de tremblement mercuriel, et cela à la suite des atomes impalpables, impondérables et invisibles, qui s'en émanaient et qui étaient respirés par l'équipage.

Un autre fait : il y a à Paris un établissement où on élève, avec beaucoup de soin, un petit troupeau de chèvres et d'ânesses;

on les soumet à des frictions mercurielles ; on leur fait prendre quelques petites doses de calomel, et on fait porter en ville leur lait, à certaines personnes qui ont des maladies à mercure, et dont la constitution est trop faible pour prendre ce médicament à doses massives et directes.

Nous aimerions bien à savoir si les réactifs chimiques découvriraient du mercure dans ce lait. Ce qu'il y a de plus étonnant peut-être dans ce fait, c'est de voir cet établissement dirigé par des médecins allopathes. Les enfants à la mamelle de l'hôpital Necker sont aussi traités par cette voie ridicule de la dynamisation physiologique, et ce moyen réussit, et on ose l'avouer!

On s'est appuyé, pour dénigrer l'homœopathie, sur quelques expériences aussi ridicules que puériles, et faites par des hommes fort savants, du reste, mais radicalement incompétents en matière d'homœopathie; et comme on a porté ces expériences à la connaissance du public, nous devons déclarer, que jamais aucune expérience contradictoire n'a été faite, et la preuve de ce fait résulte de ce qui s'est passé le 7 décembre 1358 en pleine Académie, et voici comment le fait est rapporté par M. Granier de Nîmes, un de nos zélés et ardents apôtres, qui évangélise dans cette ville.

Le 7 décembre de l'an de grâce 1858, date qui sera mémorable parmi celles qui marquent les lâchetés des généraux allopathes, le 7 décembre donc, M. le professeur Bouillaud disait en pleine Académie « que pour en finir avec l'homœopathie, il était décidé « à solliciter des expériences comparatives, devant être faites avec « la plus grande publicité par des médecins homœopathes et des « médecins de l'une des écoles classiques, sur des maladies dont « les cas seraient bien nettement caractérisés, et sous la surveil- « lance d'un tribunal compétent et impartial; et s'il se trouvait, « disait-il, un homœopathe *assez hardi* pour accepter cette « épreuve, il se chargeait, à défaut de tout autre, de démontrer « en un mois, en un jour, que cette doctrine est un rien, un « néant, un déshonneur pour la médecine. »

La déclaration de guerre était trop clairement formulée pour que le camp homœopathique tardât à y répondre. Le docteur

Gastier se présenta d'abord, et adressa au provocateur la lettre suivante :

MONSIEUR,

Les paroles que vous avez prononcées devant l'Académie de Médecine, à part l'outrecuidance et le manque absolu de réserve et de convenance qu'on pourrait leur reprocher, constituent un appel franc et généreux à la solution d'une question de la plus haute importance. Cet appel, dont il ne m'appartient ni ne me convient de suspecter la sincérité, satisfait au souhait le plus ardent que j'aie jamais formé sur ce sujet. Vous l'avez fait avec cette spontanéité hardie qui sied bien à la position élevée que vous occupez dans le monde médical. Moi, Monsieur, dans l'humble condition de la mienne, je suis cependant ce *hardi* qui vient accepter le défi que vous avez porté à notre école. Vous êtes dans la force de l'âge et dans toute la puissance du génie ; moi, je suis dès longtemps arrivé au déclin de tous ces avantages ; c'est vous dire que, pour relever un gant si fièrement jeté, il faut que je sois bien confiant dans l'excellence de notre doctrine et bien assuré de trouver en elle un appui qu'il n'est point en moi de lui donner.

J'accepte donc votre défi, Monsieur ; non-seulement je l'accepte, mais je vous adjure de réaliser l'épreuve solennelle à laquelle vous nous appelez Votre haute position dans l'Université vous rendra cette réalisation facile ; d'ailleurs, l'Académie, qui a entendu vos paroles et qui peut-être y a applaudi, solidaire de l'engagement que vous avez pris devant elle, vous fournira, sans aucun doute, son puissant concours.

Votre appel m'est garant de votre bonne foi ; il est pour moi comme un serment ; je l'accepte ; vous le tiendrez ; j'y compte. J'y compte, parce que, placé comme vous l'êtes entre l'honneur d'une initiative généreuse et la honte d'un recul possible, je ne puis vous faire l'injure de cette dernière supposition.

Agréez, Monsieur, l'expression de mes sentiments les plus distingués.

Docteur GASTIER.

Dans son élan, M. Gastier fut secondé par le docteur de La Pommarais et par six autres docteurs, tous anciens internes des hôpitaux de Paris. Que fit alors le général Bouillaud ? Il prit la tangente et répondit à ses adversaires que, ne pouvant lui seul assumer la responsabilité de cette expérience, il fallait s'adresser à l'Académie de Médecine, qui seule tenait en main les clefs du souverain pouvoir ; ce que firent aussitôt nos zélés coreligionnaires. Mais l'Académie ne répondit pas, et, pendant ce temps-là, le superbe provocateur prit la fuite après avoir encloué ses canons.

Comment qualifier maintenant la conduite de M. Bouillaud? N'est-il pas semblable, en effet, à cet homme dont parle Pascal, qui viendrait tout seul défier une armée entière, seulement pour faire ostentation de son vain défi? Que peuvent penser de lui ses collègues? Avec les meilleurs sentiments de la meilleure confraternité, ils ne pourront nier que leur général ne se soit rendu coupable ou de la plus légère irréflexion, ou de la plus orgueilleuse jactance, ou de la plus honteuse lâcheté ; ils ne pourront nier que l'homœopathie soit encore bien vivante, puisqu'on l'attaque et que l'on fuit ensuite devant ses héros ; ils ne pourront nier, enfin, que, comme Milon de Crotone, M. Bouillaud n'ait laissé prendre ses mains dans la fente perfide de son défi, forcé de rester là jusqu'à ce que le vautour du progrès vienne le dévorer.

Un jour, devant une foule innombrable, appelée par les grosses lettres d'une affiche solennelle, un aéronaute se préparait à monter dans un ballon ; ce jour-là, un vent furieux bouleversait l'atmosphère ; l'ascension était impossible et ne pouvait prédire qu'une mort certaine. Le malheureux monta... et périt... Bien plus prudent a été M. Bouillaud : il a vu l'orage, il a vu sa mort certaine. Il vous dira qu'il n'a pas reculé devant le péril et qu'il était déjà dans la nacelle du ballon ; c'est vrai ; mais il ne dira pas qu'il a prié l'Académie de ne pas couper les ficelles. Voilà l'histoire ; voilà un fragment de nos annales que personne ne devrait ignorer : la presse homœopathique en a parlé, la presse politique en a parlé, mais la presse allopathique a gardé le silence ou à peu près, et pour cause.

Tels sont les droits d'un défi : un défi a le droit d'être accepté lorsqu'il porte les conditions que nous venons d'indiquer ; et, par réciproque forcée, lorsqu'il s'est avancé lui-même, c'est pour lui un devoir sacré de ne pas reculer. Nous avons donc le droit direct, absolu, d'obtenir une expérience *sérieuse;* nous savons maintenant toute la valeur de ce terme, et le public a le droit de voir ce qu'il sortira de cette expérience.

Lorsque la religion du Christ eut étouffé le vieux paganisme, les idoles des dieux furent renversées dans leurs temples. On dit qu'un jour, lorsque des soldats se préparaient à appliquer la hache sur la tête d'une colossale divinité païenne, le peuple poussa des cris de terreur, comme si le monde allait s'écrouler. Mais le coup de hache fut porté, et de cette tête vermoulue qu'en sortit-il?.... Des rats.

Laissez-nous donc attaquer cette vieille médecine, laissez-nous frapper à la tête de cette superbe Sémiramis, et vous verrez ce qu'il en sortira!!

VI

FRAGMENTS DE STATISTIQUES.

Autriche : 1° Hôpital de Gumpendorf.

Il y a tout près de Vienne un hôpital homœopathique, l'hôpital de Gumpendorf, fondé par le gouvernement en 1832 et dirigé par le docteur Fleischmann. Le gouvernement s'est réservé la haute inspection de cet établissement et l'a confié à des membres de l'Académie de médecine. Chaque année, les comptes-rendus officiels de l'hôpital homœopathique sont insérés dans le *Journal Médical* d'Autriche, à côté de ceux des principaux hôpitaux de l'Empire, et figurent en tête comme offrant les meilleurs résultats.

Voici un résumé de ces comptes-rendus officiels :

Du 1er nov.	1832	au 1er nov.	1833.	—	Entrants, 266.	—	Morts,	23.
—	1833	—	1834.	—	316.	—		33.
—	1834	—	1835.	—	473.	—		31.
—	1835	au 1er juill.	1836.	—	316.	—		32.

Du 1er juillet au 1er novembre on traita exclusivement des cholériques. Sur 732 entrants, on en perdit 244; ce qui donne la proportion de 33 pour 100, tandis qu'à l'hôpital général elle fut de 70 pour 100, c'est-à-dire plus du double.

Du 1er nov.	1836	au 1er janv.	1838.	— Entrants,	676.	— Morts,	51.
Janv.	1838	—	1839.	—	573.	—	33.
—	1839	—	1840.	—	686.	—	40.
—	1840	—	1841.	—	916.	—	70.
—	1841	—	1842.	—	898.	—	54.
—	1842	—	1843.	—	1056.	—	59.
—	1843	—	1844.	—	1404.	—	50.
—	1844	—	1845.	—	1076.	—	66.

Total : 8,656 entrants et 532 morts ; ce qui donne une mortalité de 6,14 centièmes pour 100.

2° Hôpital de Linz.

A l'hôpital homœopathique de *Linz*, la mortalité est moindre encore, toujours d'après les comptes-rendus officiels ; elle ne s'élève pas à plus de 5,14 pour 100.

Est-il un hôpital allopathique qui puisse montrer de pareils résultats ? La mortalité ordinaire, dans les établissements hospitaliers d'Europe, est, terme moyen, de 11 à 12 pour 100, c'est-à-dire le double de celle qu'on a constatée dans les hôpitaux de Gumpendorf et de Linz, où la nouvelle doctrine est pratiquée.

3° Académie Joséphine.

Une autre expérience décisive du traitement homœopathique avait été faite auparavant à Vienne, par le docteur de Marenzeller, à l'*Académie Joséphine*, sous la surveillance des membres de cette institution. Les résultats furent si favorables, que les membres de l'Académie se refusèrent à les publier ; ils n'en parurent pas moins dans les journaux autrichiens et apprirent que, sur 46 malades, tant fluxions de poitrine que pleurésies, Marenzeller en avait guéri 39, que 2 étaient morts, et que les 5 autres se trouvaient dans un état indéterminé à la clôture de la clinique. Ces faits furent confirmés par la lettre suivante du comte de Fickelmont, alors ambassadeur d'Autriche à Naples :

AU GÉNÉRAL DUC LUIGI CARAFFA.

La méthode a subi, de la manière la plus brillante, l'épreuve à laquelle elle a été soumise ; cela explique pourquoi les antagonistes apportent des entraves à la publication du rapport.

J'ai trouvé que depuis mon dernier voyage à Vienne, qui date de cinq ans, l'homœopathie y a fait d'immenses progrès. Il finira cependant par devenir impossible de se refuser à l'évidence des faits ; les malades guéris sont une preuve parlante qui fait nécessairement des prosélytes.

Veuillez agréer, etc.

Comte DE FICKELMONT.

Ces résultats obtenus dans la fluxion de poitrine, par Marenzeller, sont d'autant plus extraordinaires, que dans les hôpitaux de Vienne, la mortalité dans la même maladie est du tiers environ du nombre des malades.

France : **1° Hospice de Thoissey** (Ain).

L'un des doyens de l'homœopathie française, le docteur Gastier, dont il a été parlé à l'occasion du défi de M. Bouillaud, a été, pendant près de vingt ans, médecin de l'hospice de *Thoissey*, petite ville du département de l'Ain ; sous cette habile direction, la doctrine de Hahnemann obtint des résultats qui inquiétèrent sérieusement ses ennemis. Comme tous les moyens sont bons à ceux que la passion égare, un médecin de Mâcon annonça un jour, dans le journal de cette ville, que les administrateurs de l'hospice venaient d'interdire à M. Gastier la pratique de l'homœopathie dans cet établissement. Les administrateurs adressèrent aussitôt à ce journal une lettre qui doit prendre place dans ce chapitre comme un élément de statistique, et aussi comme un exemple précieux de sagesse et d'indépendance fourni par une administration éclairée. Voici la lettre :

Nous ne saurions garder le silence sur une allégation purement gratuite, qui suppose que nous ne connaissons pas les limites de nos attributions, et que nous nous sommes mêlés de juger des choses hors de notre portée. Les administrateurs des hospices ont été établis pour régir les biens et les revenus de ces établissements, pour veiller à leur bonne tenue, et à ce que chaque personne qui y est employée fasse exactement son service, mais non pour diriger les médecins dans la pratique de leur art, auquel les administrateurs sont complétement étrangers par leurs études.

Il serait donc tout au moins fort ridicule de notre part, que nous nous fussions permis d'interdire au médecin de notre hôpital un moyen pratique quelconque qu'il croirait bon et jugerait à propos d'employer.

La médecine est un art libéral et en même temps parfaitement libre dans son application. *Jamais, et c'est ce qui prouve la considération dont il a joui, jamais, dans aucun temps, dans aucun pays, sous aucun régime, les pouvoirs publics les plus absolus ne se sont avisés d'interdire ou de prescrire* tel ou tel mode de traitement, et de prononcer contre telle ou telle des doctrines médicales opposées entre elles, que l'on a vu se succéder ou régner simultanément, se disputant la confiance publique.

En démentant formellement le fait que, par une erreur impossible à expliquer, M. C... a avancé dans son écrit, nous déclarons que, lors même que nous eussions eu le droit qu'il suppose, nous n'aurions été nullement disposés à en user. *Nos registres attestent, en effet, que depuis l'entrée en fonctions de M. Gastier, le nombre des décès*, relativement au nombre des malades admis à l'hospice, a été moindre qu'auparavant; que les dépenses en remèdes, en frais de pharmacie, ont été presque nulles, et que le service, devenu plus simple, plus facile, a été sensiblement allégé.

Signés les administrateurs de l'hospice de Thoissey :

MAGAT, maire, *président;* CHALLAND, adjoint; LORNI, membre du conseil général; DUCREST, curé; BILLAUD aîné; AILLAUD.

Thoissey, 2 janvier 1846.

2° *Hôpital Sainte-Marguerite* (**Hôtel-Dieu annexe**), à Paris.

Le docteur Tessier pratique publiquement l'homœopathie, depuis plusieurs années, à l'hôpital Beaujon. Il était attaché précédemment à l'hôpital Sainte-Marguerite, et c'est là qu'il expérimenta pour la première fois la nouvelle doctrine en présence d'un grand nombre de médecins appartenant à l'école officielle, et avec le concours des internes de service.

Lorsque ces expériences commencèrent, dit le docteur comte de Bonneval, elles se firent aux applaudissements de tous. Les adversaires de la méthode espéraient qu'elles seraient défavorables, et ils comptaient, pour appuyer leur répulsion, sur l'autorité de l'expérimentateur; les partisans comptaient sur le triomphe de leur cause et sur la loyauté des médecins observateurs pour le proclamer ; les indifférents s'attendaient à une expérience sérieuse et complète et espéraient enfin connaître la vérité.

Quand on apprit que les expériences réussissaient, qu'elles étaient favorables à la méthode nouvelle, une hostilité formidable éclata, et l'on s'adressa à l'autorité pour faire cesser les expérimentations. L'autorité s'émut de cette dénonciation et provoqua une enquête. Il fut établi *officiellement que la mortalité était moindre dans le service homœopathique que dans les autres*, et l'Administration engagea M. Tessier à poursuivre ses études comme utiles à l'humanité.

Voici le tableau officiel des résultats obtenus par l'homœopathie, mis en regard de ceux obtenus par la médecine ordinaire, dans le même établissement. MM. Valleix et Marotte, allopathes, avaient 99 lits ; M. Tessier en avait 100.

MÉDECINE HOMŒOPATHIQUE.

	Malades.	Morts.	Mortalités.
1849	sur 1,292	126	9,75 p. 100
1850	1,677	138	8,22 —
1851	1,694	135	7,96 —
TOTAUX...	4,663	399	8,55 p. 100.

MÉDECINE ALLOPATHIQUE.

	Malades.	Morts.	Mortalités.
1849	1,087	169	14,71 p. 100.
1850	1,195	107	8,99 —
1851	1,442	135	9,36 —
TOTAUX...	3,724	411	11,3 p. 100.

Il résulte de ce tableau : 1° Que la mortalité a été moindre dans le service homœopathique ; 2° que par suite d'une plus grande promptitude dans les guérisons, la durée du séjour des malades dans ce service a été réduite d'un quart environ. En effet, dans le même espace de temps (trois années), on a reçu 4,663 personnes dans les salles de M. Tessier, tandis qu'on n'a pu en admettre que 3,724 dans celles de M. Valleix.

Résultats comparés dans la fluxion de poitrine.

Traitement allopathique.

M. Louis a compté 32 décès sur 106, près de 1 sur 3.

M. Broussais traita, en 1835, dans son hôpital, 218 fluxions de poitrine, dont 137 moururent, plus de 1 sur 2.

M. Chomel perdait environ 1 sur 5.

M. Gisolle perd environ 1 sur 6.

Traitement homœopathique.

M. Tessier a perdu, à l'hôpital Sainte-Marguerite, à peu près 1 sur 13 (*Voir ses recherches cliniques sur la pneumonie et le choléra.*)

Nous aurions pu composer, avec les nombreux documents contenus dans les livres homœopathiques, une statistique générale comparée, et dans cette grande bataille de chiffres, montrer l'homœopathie partout supérieure à sa rivale. Mais ce bulletin général de victoire, vrai pour nous, eût été certainement suspect à nos adversaires. Nous avons donc mieux aimé ne publier que quelques bulletins particuliers, revêtus du sceau d'un contrôle incontestable, et ajourner à quelque temps la démonstration générale et décisive de cette supériorité par l'arithmétique officielle lorsque nos journaux ou autres publications nous les auront fait connaître.

VII

AVANTAGES DE L'HOMŒOPATHIE SUR TOUTES LES AUTRES MÉDECINES.

Fondée, en effet, sur une loi simple, vraie (la loi des semblables), toujours facile à reconnaître par mille expériences, cette réforme intéressante devait nécessairement l'emporter sur tous les systèmes qui ont paru avant elle, tous sans loi, sans code, sans règle sûre pour servir de guide et de boussole aux savants déroutés.

Quels services, en effet, peut rendre à l'humanité souffrante la médecine des écoles officielles, malheureusement encore pratiquée dans les hôpitaux, enseignée dans les facultés, et sous les rigueurs de laquelle nous avons dû passer pour arriver à l'homœopathie?

Quel bienfait peut donc réaliser une science aussi incomplète et aussi défectueuse que chaque partisan pratique à sa manière, sans se conformer à aucune loi, à aucune charte, comme cela devrait être? Quel bonheur apportera à la génération à venir une pareille médecine, qui ne sait pas que le sang est un produit précieux, résultant de la combinaison de toutes les fonctions de la vie et constituant lui-même les éléments les plus importants de la force et de la santé; qui l'ignore assez pour le verser par torrents chaque jour et à chaque heure! une médecine qui ne connaît pas encore les effets des médicaments sur l'homme sain, et qui les prodigue tous les jours à pleine main dans toutes les maladies, sans se douter que le patient, obligé de subir l'action vénéneuse de tant de poisons, meurt le plus souvent des effets nuisibles des médicaments plutôt que de sa maladie qui, abandonnée à elle-même, se fût peut-être dissipée par les forces seules de sa constitution.

Si les malades savaient combien est funeste aux lois de la nature la *médecine* basée sur la loi des *contraires*, qui n'aborde les maladies de toute espèce qu'avec des sangsues, des saignées, des ventouses, des vésicatoires, de violents purgatifs, des bouteilles remplies d'une foule de drogues noires, nauséabondes, dégoûtantes et d'un aspect rebutant, le peu de confiance qu'ils professent déjà généralement pour leurs médecins se convertirait bien vite en une répulsion et une crainte qui ne seraient pas même tempérées par le zèle et la douceur, la science et le grand âge des meilleurs d'entre tous. Certes, nous ne sommes pas bien éloignés de ce triste temps où les *Sangrado* et les *Diafoirus* de l'époque furent si spirituellement bafoués par le génie de Molière; et pourtant aujourd'hui les mêmes erreurs, les mêmes absurdités mériteraient, à plus juste titre peut-être, une leçon plus appropriée encore et plus sanglante.

Mais pourquoi les frapper d'un ridicule aussi bien mérité? Pourquoi les accuser de leurs errements perpétuels? Ils doivent être innocents, nous aimons à le croire, et plus à plaindre qu'à blâmer; car, habitués aux ténèbres de l'erreur, les yeux de leur intelligence ne sentent plus le besoin de la lumière.... Ils ne la soupçonnent même plus! et c'est tellement vrai que, lorsqu'elle leur apparaît çà et là, ils vont jusqu'à la nier, au point que c'est alors le cas de leur répéter ces belles paroles du Christ : « Mon « père, pardonnez-leur, car ils ne savent ce qu'ils font! »

DÉSAVANTAGES DE L'ALLOPATHIE.

La médecine actuelle, telle qu'elle est professée dans les écoles et pratiquée dans les hôpitaux, au lieu de reposer sur la vérité, n'est qu'un tissu d'erreurs et d'oppositions flagrantes; car on lui reproche :

1° De ne pas avoir de loi constitutive de sa science; 2° d'ignorer les propriétés réelles des médicaments; 3° d'employer à profusion des remèdes qu'elle ne connaît pas; 4° de convertir les maladies aiguës en maladies chroniques, par le traitement contraire des premières; 5° de regarder le sang comme la cause des maladies, tandis que son trouble, ses congestions ne sont que des effets; 6° de faire taire les symptômes saillants de certaines maladies par des palliatifs puissants, sans chercher à guérir les causes de ces mêmes symptômes; 7° de changer ainsi, de défigurer une maladie, et de la rendre incurable souvent, en faisant taire un instant son symptôme principal; 8° d'envoyer à chaque saison des milliers de malades, tous différents, aux eaux minérales dont elle n'a jamais encore étudié sur l'homme sain les propriétés réelles, dont elle ignore physiologiquement les effets; 9° de continuer, malgré les réapparitions fréquentes de la petite vérole sur les vaccinés, de se servir toujours du vaccin pris sur l'homme et non pas sur la vache; 10° de perpétuer indéfiniment les germes de la phthisie, de la syphilis, de la psore, des scrofules, des cancers, etc., etc., en continuant de vacciner avec le vaccin de l'homme, nécessairement infecté; 11° de terminer trop promptement, avec l'aide de la chirurgie, des maladies qui pourraient se guérir sans elle; 12° enfin, car nous n'en finirions pas si nous voulions énumérer tous les désavantages de cette pratique, on lui reproche, au milieu de ses procédés si stériles, et nous dirons presque si homicides, de se montrer assez vaine de sa science pour refuser toujours et rejeter de son sein les progrès, les découvertes qui s'opèrent autour d'elle.

Comme on vient de le voir, les désavantages que présente la médecine des écoles sont si importants, si fondamentaux, qu'il n'y a rien d'étonnant que l'art de guérir, basé sur de pareils principes, ait été depuis si longtemps une déception continuelle, une dérision amère, et soit encore livré, ainsi que ses partisans, au discrédit et au dégoût du monde entier.

L'homœopathie, au contraire, établie sur des lois naturelles, s'offre à la critique sévère des savants; et loin de redouter les expériences qui peuvent seules faire juger sa valeur, elle les réclame avec instance de la part des hommes froids et impartiaux, qui semblent reculer et reculent, en effet, devant la peur de sa réussite et qui osent la condamner sans la connaître.

Elle apporte, en effet, aux savants, les vérités suivantes qui donnent la portée de sa valeur, et qui la rendent supérieure à toutes les méthodes qui l'ont précédée jusqu'à ce jour :

1° Elle traite les maladies par la loi des semblables, c'est-à-dire en aidant et dirigeant la nature au lieu de la contrarier.

2° Elle est en cela conforme aux mouvements de l'organisme, qu'elle aide en leur appliquant des forces nouvelles et semblables aux siennes.

3° Avant de se servir des médicaments, elle a commencé par les étudier sur l'homme sain.

4° Elle sait qu'en donnant à un malade un remède quelconque, dans le but de l'étudier, les effets ou symptômes qu'on observe peuvent dépendre aussi bien de la maladie que du remède.

5° Si on le donne au contraire à un homme bien portant, on est sûr que les effets observés avec soin seront de toute nécessité produits par le remède et constitueront ainsi ses propriétés réelles.

6° Elle ne donne jamais qu'un seul remède à la fois pour ne pas en contrarier l'action par celle d'un autre.

7° Avant d'administrer un nouveau médicament, elle conseille toujours d'attendre que le précédent ait fini de jouer son rôle.

8° Elle n'emploie les remèdes qu'après les avoir *dématérialisés* en les réduisant à la consistance des miasmes ; parce que dans cet état, ils pénètrent mieux dans la texture intime des organes, au lieu qu'à l'état grossier, ils suivent les canaux creux de notre économie, et sont promptement rejetés au-dehors par voie d'élimination; les doses sont infiniment petites, parce que le moindre élan imprimé à l'organisme suffit quelquefois, placé déjà instinctivement sur la voie de la réaction, et que ce procédé d'administration des remèdes permet à notre école de s'adresser à tous les agents de la nature, sans compromettre jamais la vie des malades. En effet, un médicament homœopathique donné sans appropriation, n'a d'autre inconvénient que celui de laisser les choses dans leur premier état, ou de produire une légère aggravation sans conséquences fâcheuses, et cela, dans les maladies chroniques seulement.

9° Enfin par la découverte admirable des remèdes puissants qu'elle possède, elle est seule parvenue, jusqu'à ce jour, à la guérison radicale des maladies qui lui sont confiées, sans pour cela, *comme les autres méthodes*, anéantir les forces des malades, au point de les rendre valétudinaires toute leur vie, quand ils ne meurent pas lors du traitement. Elle a seule aussi l'avantage immense de détruire peu à peu, chaque jour, les miasmes, virus, vices qui détériorent depuis tant de siècles les générations humaines, et de transformer ainsi nos races décrépites et idiotes, en populations au sang pur et vigoureux, aux formes athlétiques, à l'intelligence noble et productive.

VIII

Les maladies qui affligent l'humanité ne sont point des êtres matériels, c'est-à-dire qu'elles n'ont point de réalité ontologique; ce sont des êtres symptomatiques qui prennent leur source originelle dans la force vitale, et se traduisent ensuite, et encore pas toujours, par des lésions matérielles, et ce sont ces lésions, qui ne sont que des résultats de maladies, qui ont été considérées par les écoles matérialistes, comme la cause de ces dernières, c'est-à-dire qu'elles ont pris l'effet pour la cause. L'Ecole de Paris, qui est à la tête de ces erreurs, est, sous ce rapport, la plus mauvaise école qui existe; certainement, nous ne voulons pas faire l'éloge de l'École de Montpellier, dont le vitalisme, défendu par elle depuis 150 ans, ne nous paraît qu'une lunette de longue-vue, dans laquelle on ne regarde jamais. Vitaliste en principe, et organicienne en pratique, elle est encore plus inconséquente que l'École de Paris. En effet, qu'importe de différer en principe, pour arriver au même résultat dans la pratique? Quelques médecins de l'École de Paris sont allés jusqu'à nier la force vitale, parce qu'elle ne tombe pas sous les sens. Mais nous demanderons alors à ces médecins : quelle différence y a-t-il entre un cadavre et un homme vivant, si la force vitale, n'existe pas? Qu'on l'appelle magnétisme animal, électricité animale, qu'importe? c'est toujours quelque chose qui ne tombe pas sous les sens, et ce quelque chose, inconnu dans son essence, qu'il ne faudrait pas confondre avec la force psychique ou l'âme, nous paraît aussi clairement démontré que l'existence du cadavre. La force vitale est démontrée par la différence qui existe entre le cadavre et l'homme vivant. La force vitale bien comprise, ruine de fond en comble toutes les théories allopathiques, et réduit à néant toute sa pratique prétendue rationnelle. Un exemple fera mieux comprendre ce que nous voulons dire. Nous supposons une fluxion de poitrine : dans cette maladie, le sang afflue au poumon, il l'engoue. La médecine rationnelle dit : Il faut tirer du sang, et le bon public d'applaudir à cette manœuvre thérapeutique, parce qu'il croit que c'est le sang qui étouffe dans cette maladie. Eh bien, il n'en est rien, et la preuve, c'est qu'il est impossible d'empêcher le sang d'affluer sur le point phlogosé, et n'en resterait-il qu'une seule goutte dans le corps, qu'il se rendrait sur ce point. Comme on le voit, ce n'est pas l'accumulation du sang dans le poumon qui constitue la maladie; ce n'en est que l'effet, dont la cause originelle ou essentielle a son point de départ dans ce *nescio quid*, que nous appelons la force vitale. C'est donc là qu'il faut frapper pour guérir la maladie, et non pas s'acharner à tirer le sang, ce suc vital, cette chair coulante, qui entretient et vivifie tout l'organisme, dont la perte ne peut conduire à d'autre résultat qu'à précipiter la catastrophe, ou à un état de faiblesse irrémédiable; de sorte que si le malade ne périt pas de sa maladie, il meurt souvent de l'état d'inanition auquel on l'a réduit. Mais, dira-t-on, comment voulez-vous que l'on agisse sur la force vitale que nous ne connaissons pas? Qu'importe, si l'expérience nous a appris que, dans cette maladie comme dans toutes autres, certains médicaments, administrés suivant certains préceptes et sous certaines formes, et suivant certaines indications, ramenaient l'équilibre physiologique et faisaient cesser la maladie ; a-t-on besoin d'en savoir davantage? Ce grossier organisme, enseigné par les Écoles officielles, a conduit à une thérapeutique déplorable dans ses conséquences, et a fait des médecins des praticiens mécaniciens, qui, ne s'arrêtant qu'aux effets palpables et visibles de la maladie, ne songent nullement à l'arrêter dans sa source originelle. Exemple : les lavements, qui ne guérissent pas la constipation, les purgatifs qui la rendent plus dure encore, et pourquoi cela? parce que la maladie qui l'engendre n'a pas été modifiée dans sa source originelle.

On a beau percer un hydrocèle, il se reproduit toujours; on a beau faire la ponction à un hydropique, l'hydropisie se reproduit sans cesse, parce qu'on n'attaque pas la cause dans sa source dynamique; et c'est ainsi que l'ancienne École croit faire de la médecine, lorsqu'elle ne fait que de la mécanique, et, somme toute, elle ne connaît que deux spécifiques : le sulfate de quinine contre les maladies à type périodique, et le mercure, médicaments dont elle fait un déplorable abus au grand détriment des malades; en outre, ces médicaments sont loin de mériter le titre de spécifique, qui n'est autre chose qu'un mot vide de sens, parce qu'ils ne guérissent pas toujours les maladies dont on les répute les spécifiques, et cela parce qu'ils ne se trouvent pas toujours homœopathiques aux cas contre lesquels on les dirige, le défaut de principes et de règles fixes de l'ancienne École, n'ayant d'autre boussole que les tâtonnements de l'empirisme, pour l'application des médicaments dont elle ne peut jamais vérifier le légitime emploi, devait la conduire à des applications désastreuses, aussi elle se trouve presque toujours désarmée en présence des maladies, et voilà pourquoi on la voit toujours roder autour de cette banalité de moyens absurdes, tels que purgatifs, vomitifs, saignées, sangsues, vésicatoires, cautères, setons, et tout l'appareil de ces égouts infects de sa brutale thérapeutique.

L'homœopathie n'a jamais prétendu qu'il n'y eut des maladies au-dessus des ressources de l'art; la seule différence qu'il y ait entre elle et sa rivale, c'est que tous les jours la première guérit des malades abandonnés par la seconde, et qu'elle la met au défi de réussir là où l'homœopathie aura échoué. Tel ou tel médecin faisant de l'homœopathie peut bien échouer là où un allopathe pourrait réussir; mais cela ne prouve rien contre l'homœopathie, cela prouve tout simplement contre l'homœopathe, mais non contre la doctrine, et cela est si vrai que nous citerons un fait à l'appui de ce que nous avançons. Un de nos confrères, M. Moreau, visitait, à Bordeaux, au quartier des Chartrons, en 1858, une dame de 28 ans, atteinte d'une fluxion de poitrine. Il y avait huit jours que la maladie marchait, sans aucune modification heureuse; il nous fit part de ses craintes, au Dispensaire homœopathique de Bordeaux, où nous nous réunissions deux fois par semaine, pour en suivre les travaux; il nous dit qu'il avait administré l'aconit, la bryone, le phosphore et le souffre sans aucun résultat, que cela l'inquiétait d'autant plus, que s'il venait à perdre cette malade, ce serait la première, depuis cinq ans qu'il pratiquait l'homœopathie; il nous déclara en même temps que depuis le commencement de la maladie il y avait des vomissements incoërcibles; sur la seule indication de ce symptôme persistant, nous vîmes de suite qu'il avait fait fausse route, parce qu'aucun des quatre médicaments donnés ne couvrait le symptôme du vomissement d'une manière caractéristique; nous l'engageâmes à donner le tartre stibié, ce qu'il fit aussitôt après la consultation du Dispensaire. Ce médicament fut administré à la sixième dilution, et, dès le lendemain, il se manifesta une grande amélioration : cette malade entra presque immédiatement en convalescence. Maintenant, supposons que les parents de cette malade, fatigués de ne voir aucun résultat, aucune modification, jusqu'au huitième jour, eussent appelés un médecin allopathe, ce qui était bien dans leur droit: celui-ci aurait administré, empiriquement, dix à douze centigrammes de tartre stibié, et malgré l'énormité de cette dose il aurait guéri la malade, parce qu'avant tout le médicament était homœopathique, et que l'homœopathie ne consiste pas dans le dosage des médicaments, ainsi que cherche à le faire croire l'ignorance ou la mauvaise foi, mais bien dans la loi de similitude. L'organisme, ainsi que nous l'avons déjà dit et prouvé, se charge d'éliminer et de rejeter au-dehors ce qu'il y a de trop. Comme on le voit dans cet exemple, ce n'eût pas été l'homœopathie qui eût été en défaut, et le triomphe de l'allopathie, dans ce cas, n'eût été que la confirmation de la loi homœopathique; voilà comment il pourrait se faire qu'un malade non guéri par l'homœopathie, aurait pu cependant l'être par un médecin de l'École officielle, c'est-à-dire qu'aucun des médicaments administrés par l'homœopathie ne se serait trouvé, réellement, homœopathique, et que parmi les médicaments administrés par l'allopathe il s'en trouvât fortuitement quelqu'un possédant cette qualité. Voici ce qui nous est arrivé à Montpellier : Un jeune homme de 21 ans, tonnelier, entre à l'hôpital pour se faire guérir d'une gastralgie qui durait depuis 18 mois. On l'avait drogué de toutes les façons sans résultat ; il avait suivi pendant un mois le traitement d'un homœopathe, dans les environs d'Avignon, sans plus de résultat ; à Montpellier on ne fut pas plus heureux ; ce malade sort de l'hôpital ; il vient nous trouver dans notre chambre ; après l'avoir examiné et interrogé à fond, comme l'exigent les préceptes de l'homœopathie, nous lui donnons l'arsenic à la 30e dilution, et en deux fois vingt-quatre heures nous fîmes cesser et disparaître cette gastralgie comme par enchantement. Il aurait pu se trouver un allopathe qui aurait ordonné ce médicament, aux doses habituelles où on l'administre, produire une aggravation plus ou moins forte, et, consécutivement, amener la guérison.

Un honorable médecin de la localité nous disait un jour qu'il ferait bien de l'homœopathie, mais qu'il fallait toute une vie d'homme pour s'orienter dans cette doctrine. C'est là une erreur : les premières études sont très-pénibles, il est vrai, et d'autant plus difficiles, que les médecins qui les entreprennent ont la tête plus farcie des principes erronés de leur École, mais elles ne sont pas au-dessus des forces humaines. Ce même médecin nous disait, un autre jour, que le docteur Andrieu n'avait jamais voulu lui faire voir des malades traités par l'homœopathie, qu'il désirerait bien voir une fluxion de poitrine, bien constatée par la percussion et l'auscultation, soumise au traitement homœopathique.

Eh bien ! si parmi nos jeunes confrères dissidents, il s'en trouvait quelqu'un qui voulût ouvrir les yeux à la lumière, nous l'engageons à nous en manifester le désir, et aussitôt que l'occasion s'en présentera nous l'en ferons prévenir ; et si l'homœopathie n'obtient pas un résultat double et triple, dans cette maladie dont le traitement n'est pour ainsi dire qu'un jeu d'enfant, sur les résultats généralement constatés par les méthodes allopathiques, tant pour la promptitude que pour le nombre des guérisons, nous consentons à rétracter tout ce que nous avons dit et à déclarer l'homœopathie impuissante, non seulement dans cette maladie, mais encore dans toutes les autres ! Enfin, et pour répondre à une objection que font plusieurs personnes, pourquoi la majorité des médecins ne fait-elle pas de l'homœopathie? La réponse est toute simple : il n'est pas plus possible de faire de l'homœopathie avec ce qu'on apprend dans l'enseignement officiel, qu'il n'est possible à un sabotier de faire de l'orfévrerie. Les principes de l'homœopathie sont en complète opposition avec cet enseignement ; la seule chose qu'on puisse en retenir, c'est l'anatomie ; à part cela, c'est toute une étude à recommencer. Comme on le voit donc, ce n'est pas parce que l'homœopathie est nulle qu'elle n'est point pratiquée, c'est parce que le savoir, à l'endroit de cette doctrine, est nul chez tous ses adversaires, et que pour la connaître et se mettre à même d'avoir des résultats, il faudrait l'étudier dans les principes qui la dirigent, ce qui est fort long, fort pénible, et que l'oreiller du repos est beaucoup plus agréable : calomnier et diffamer ceux qui la pratiquent est chose beaucoup plus facile.

IX

En pathologie, il n'y a pas des identités, il n'y a que de grossières analogies. De là résulte qu'une classification des maladies, au moins telle que l'a faite l'ancienne École, est une œuvre qui ne peut que conduire à l'erreur en thérapeutique, parce que les maladies n'ont d'identique que le nom qu'on leur a donné dans le cadre nosologique et que, variant d'individu à individu, il faut autant de moyens différents qu'il y a de malades atteints d'une maladie pouvant porter le même nom. Si l'ancienne École avait pris le soin d'indiquer les diverses nuances symptomatiques que peut revêtir une même maladie nominale et assigner à chaque nuance son médicament approprié, comme fait notre école, elle aurait pu faire quelque progrès avec les tâtonnements de sa méthode (*ab usu in morbis*); mais en groupant, comme elle le fait, autour d'un nom pathologique, toutes les nuances d'une maladie et accolant ensuite à côté de ce nom tous les médicaments recommandés par les praticiens, elle n'a pu aboutir qu'à la confusion en ne précisant pas les indications thérapeutiques pour chaque médicament. De là résulte que vingt, trente, quarante médecins consultés pour une même maladie, chacun formule son médicament et souvent des moyens thérapeutiques opposés les uns aux autres. Le siége anatomique d'une maladie qui a servi de base à la classification, n'est pas la représentation exacte de cette maladie, il n'en est que le symptôme local. Il faut ensuite tenir compte de tous les autres éléments symptomatiques, tels que : lésion de fonctions, de sensation et de texture, des symptômes constitutionnels du sujet, des diverses influences qui aggravent ou améliorent la maladie sous le rapport du froid, du chaud, du sec, de l'humide, des saisons, des variations de température, des aliments, etc., etc., etc. Nous n'en finirions plus s'il fallait énumérer tous les moyens d'investigation employés par l'homœopathie pour arriver à poser un diagnostic précis.

Cette méthode d'investigation minutieuse, mise en usage par l'homœopathie, est d'une telle importance que son inobservation est la cause de bien d'insuccès de la part de nombreux praticiens de notre École ; à l'appui de cela, nous citerons un fait qui nous est personnel :

Le 1er octobre dernier, nous nous rendîmes à Bordeaux pour nous faire inscrire pour les examens qui eurent lieu le 10 du même mois, à l'effet d'échanger notre diplôme de Montpellier pour le département de Lot-et-Garonne. Nous eûmes occasion de voir un de nos amis, commis dans la pharmacie homœopathique spéciale de Bordeaux, âgé de vingt-neuf ans, dont nous avions fait la connaissance pendant notre séjour dans cette ville. Il était atteint d'un rhumatisme articulaire, d'origine suspecte, qui le clouait depuis deux mois sur son fauteuil. Il nous fit sa confession générale, avec l'énumération des médicaments qu'il avait mis en usage sans aucun succès, soit d'après ses propres recherches, soit d'après les conseils de plusieurs de nos honorables confrères. Après avoir examiné attentivement ce malade dans l'ensemble de sa constitution, nous nous aperçûmes qu'il avait les cheveux roussâtres; cette nuance de couleur était surtout bien apparente à la moustache; que de plus il avait la peau très-blanche. Ces deux symptômes constitutionnels furent pour nous une indication formelle du médicament qui devait le guérir, et auquel ni lui ni nos confrères n'avaient songé. C'était la *sépia*, qui, en effet, correspond à la forme primitive de la maladie, dont le rhumatisme n'était qu'une métastase, et de plus aux deux symptômes constitutionnels indiqués; il prend ce médicament, je ne sais à quelle puissance, et le 10 octobre, lorsque nous sommes revenu à Bordeaux pour les examens, nous avons trouvé ce jeune homme complétement guéri, ce qui ne nous a pas surpris du tout, car il y a longtemps que nous sommes revenu de la surprise et de l'étonnement que nous causaient les guérisons que nous faisions même avant d'être médecin. C'est ce qui arrive du reste à tous les nouveaux convertis; et le docteur Espanet, ce vénérable religieux qui fait gratuitement la médecine, raconte qu'il y avait un an qu'il guérissait des malades sans pouvoir y croire. Dernièrement nous avons reçu une lettre de ce jeune homme qui, en nous exprimant de nouveau ses sentiments de reconnaissance, de gratitude portés jusqu'à l'exagération, nous apprend qu'il est allé passer vingt jours dans les Landes, auprès de sa famille, qu'il a beaucoup couru, chassé, et qu'il n'a rien ressenti de sa maladie, et qu'il s'estime complétement guéri.

Que le lecteur se recueille un instant; et après avoir pesé avec attention les arguments et surtout les faits qui viennent de passer sous ses yeux, qu'il soit juge du débat. Ces arguments et ces faits sont tous du domaine de l'intelligence commune; on peut les apprécier aisément avec le seul secours de la raison; que vous soyez ou non médecin, vous êtes donc compétent et vous pouvez résoudre ces questions qui vont clore notre brochure.

Hahnemann était-il, comme on l'a dit tant de fois, un ignorant, un imposteur, un illuminé? ne fut-il pas plutôt un savant de premier ordre, un médecin de génie, un homme de bien?

Les médecins allopathes ont-ils le droit de dédaigner, d'injurier et de proscrire l'homœopathie, quand les plus illustres d'entre leurs maîtres avouent hautement que la médecine officielle n'est qu'un tissu de contradictions et d'erreurs; quand, au contraire, d'éminents professeurs tels que d'Amador, François, Imbert, Goubeyre et le grand Hufeland lui-même n'hésitent pas à proclamer la valeur de la doctrine hahnemannienne?

Quelle est la thérapeutique la plus dangereuse, ou celle qui prescrit les poisons à haute dose, qui fait abus de la saignée et des sangsues, qui martyrise les malades par l'emploi des vomitifs, des vésicatoires, des cautères, des moxas et autres procédés *ejusdem erroris*, ou celle qui repousse l'usage des moyens violents, des agents perturbateurs de l'organisme et qui n'administre les médicaments qu'à des doses toujours inoffensives?

Quels sont les médecins qui méritent le plus de confiance, ou ceux qui pratiquent, avec tristesse et découragement, une médecine à laquelle ils ne croient pas, ou ceux qu'animent des convictions ardentes et un profond amour de leur art?

De quel côté se trouvent la loyauté, la modération et la justice? Est-ce du côté des homœopathes, qui demandent depuis cinquante ans l'égalité devant la science, c'est-à-dire l'examen impartial de leurs doctrines, des expériences publiques, des chaires des hôpitaux, ou du côté des allopathes, qui répondent aux vœux si légitimes de leurs confrères par des refus obstinés, ou ne leur accordent que des expériences dérisoires, pour se donner l'air, devant le public, du triomphe, et lui dire que l'homœopathie a subi l'épreuve des faits, et qu'elle a été reconnue nulle?

Enfin, quelle est la médecine qui a plus complétement les apparences, le cachet de la vérité, de l'allopathie, où les systèmes sont aussi nombreux que les médecins, et qui, de l'aveu même de ses maîtres, n'a ni *foi*, ni *loi*, ni *principes;* de l'allopathie, que désertent chaque jour et ses clients et ses docteurs, ou de l'homœopathie, dont les représentants sont presque tous des médecins allopathes convertis à la nouvelle doctrine par le besoin de principes sûrs, par le besoin de croyances, et qui, bien que dispersés dans toutes les parties du monde, sont unis comme un seul homme dans les mêmes dogmes, dans la même foi et dans un même sentiment d'admiration et de reconnaissance pour l'immortel Hahnemann.

X

Voici maintenant une petite conversation intime de M. Amédée Latour, rédacteur en chef d'un journal allopathique intitulé : l'*Union médicale*, titre assez dérisoire, en présence de l'anarchie des doctrines allopathiques :

« Il est de fait, mes chers confrères (que je vous dise cela entre « nous), nous sommes de *grands imbéciles*, et c'est nous qui « *stupidement*, faisons la fortune de la médecine *excentrique et* « *charlatanesque*. Nous disons sur tous les tons, nous impri- « mons partout, et nous publions sous tous les formats (j'ai « beaucoup à me reprocher de ce côté là, et j'en fais mon *meâ* « *culpâ*) que nous ne savons rien, que nous ne pouvons rien, « que nous sommes désarmés, et autres choses aussi désespé- « rantes... C'est très-maladroit de dire cela... Pendant que nous « nions, doutons et discutons, les autres affirment, tranchent, et « le public accourt. Que voulez-vous qu'il fasse, le public ? Ah ! « vous doutez, dit-il ; ah ! vous ignorez, vous autres, les savants, « les académiciens. Eh bien ! puisque vous ne savez ni rien me « conseiller, ni rien me faire, je vais à celui qui me promet de « me préserver et de me guérir. Et remarquez que le public n'est « pas aussi bête qu'il en a l'air. »

Par ma foi, non, Monsieur Amédée Latour, le public n'est pas aussi bête qu'il en a l'air ; et nous voudrions pouvoir mettre sous ses yeux vos feuilletons, lui faire entendre vos causeries, lui faire apprécier votre style, soumettre à son bon sens vos arguments dans la question qui nous divise, et m'en rapporter à son jugement.

Agen, Imprimerie de Prosper Noubel.

www.ingramcontent.com/pod-product-compliance
Lightning Source LLC
Chambersburg PA
CBHW071256200326
41521CB00009B/1794